D1598667

Terapia Cognitivo Coductual Fácil

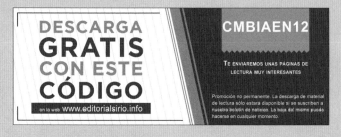

Título original: Cognitive Behavioral Therapy Made Simple
Traducido del inglés por Vicente Merlo
Diseño de portada: Editorial Sirio, S.A.
Maquetación: Toñi F. Castellón

© de la edición original
2018 Seth J. Gillihan

Publicado inicialmente en inglés por Althea Press, un sello de Callisto Media Inc

© de la presente edición
EDITORIAL SIRIO, S.A.
C/ Rosa de los Vientos, 64
Pol. Ind. El Viso
29006-Málaga
España

www.editorialsirio.com
sirio@editorialsirio.com

I.S.B.N.: 978-84-18000-44-7
Depósito Legal: MA-855-2020

Impreso en Imagraf Impresores, S. A.
c/ Nabucco, 14 D - Pol. Alameda
29006 - Málaga

Impreso en España

Puedes seguirnos en Facebook, Twitter, YouTube e Instagram.

Seth J. Gillihan

Terapia Cognitivo Coductual Fácil

10 ESTRATEGIAS
PARA MANEJAR LA ANSIEDAD,
LA DEPRESIÓN Y EL ESTRÉS

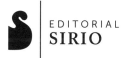
EDITORIAL
SIRIO

GUÍA RÁPIDA PARA EMPEZAR

¿Es este libro para ti? Lee las afirmaciones que vienen a continuación y marca el recuadro correspondiente, si esa afirmación describe cómo te sientes a menudo.

❑ Tengo terror al próximo ataque de ansiedad.

❑ Tengo dificultades para dormir.

❑ Me preocupo innecesariamente por muchas cosas.

❑ Me siento tenso y ansioso y me cuesta relajarme.

❑ Algunos objetos o situaciones me aterran.

❑ Evito algunas cosas que necesito hacer porque me producen ansiedad.

❑ En algunas situaciones sociales me siento extremadamente nervioso o si puedo las evito.

❑ Mis respuestas iracundas parecen desproporcionadas con relación a la situación.

❑ No entiendo por qué siento tanta rabia.

❑ Mi ira me ha creado problemas en las relaciones.

❑ No logro sentir interés por las cosas con las que solía disfrutar.

❑ Siento que no tengo nada que esperar, no me apetece nada.

❑ Tengo que luchar para concentrarme y tomar decisiones.

❑ No me gusto a mí mismo.

❑ Me cuesta encontrar la energía y la motivación que necesito.

Si has marcado varios de los recuadros, este libro puede ayudarte. Sigue leyendo para aprender sobre la Terapia Cognitivo Conductual (TCC) y sobre cómo puedes participar en el proceso terapéutico que tienes en tus manos.

Para Marcia, con amor y gratitud,
por compartir esta vida conmigo.

Índice

Prefacio

La terapia cognitivo-conductual (TCC) es un potente tratamiento psicológico que tiene sus raíces en una teoría integral, coherente, de las emociones y de los comportamientos relacionados
con esas emociones. La teoría puede guiar el descubrimiento de
las fuentes de las dificultades emocionales de cada persona. Igualmente importantes son las herramientas de la TCC derivadas de
la teoría que sus practicantes han desarrollado durante los últimos
cuarenta años. Esta gran variedad de técnicas permite que los tera-
peutas adapten sus intervenciones a las necesidades y preferencias
específicas de cada paciente. ¿Hasta qué punto puede transmitirse
en formato de libro el poder de la TCC? Parece complicado porque, en principio, la TCC requiere un terapeuta hábil que ayude al
paciente a identificar sus patrones singulares, y seleccionar y adaptar las herramientas adecuadas? Aquí entra en juego el doctor Seth
Gillihan, quien en un lenguaje claro y sencillo, pero al mismo tiempo cuidado, es capaz de conectar con cualquier lector que quiera
comprender cuáles son las barreras que lo separan de una buena
salud mental, y hacerles frente. La voz serena y segura que hay detrás de este libro es una que conozco muy bien. En 2005, Seth se
convirtió en el estudiante de doctorado número cincuenta de la

Universidad de Pensilvania, a quien enseñé y supervisé en un curso práctico de un año de duración sobre la TCC. Durante los últimos treinta y cinco años he tenido el privilegio de enseñar los principios y la práctica de esta terapia a algunos de los jóvenes profesionales más impresionantes y motivados que uno podría esperar encontrar. El nivel de su talento y su conocimiento, junto a su afán de aprender, sigue sorprendiéndome. Pero Seth dejó una huella duradera en mí, a causa de su sabiduría y su capacidad para conectar con los individuos de todos los orígenes y condiciones. Tiene una capacidad inigualable para transmitir lo mejor de lo que he aprendido de mis propios mentores, los doctores Steven Hollon y Aaron T. Beck, y ha añadido hallazgos propios extremadamente útiles.

Supe del don de Seth como profesional al ver las grabaciones en vídeo de sus sesiones de terapia, al leer sus historias clínicas y al escuchar sus cristalinas descripciones de los éxitos —y las dificultades— que él y sus pacientes experimentaban al trabajar juntos. Ahora veo al mismo Seth Gillihan, con una experiencia mucho mayor, que ha elevado a otro nivel su proyecto, escribiendo *Retrain Your Brain: Cognitive Behavioral Therapy in 7 Weeks* [Vuelve a entrenar tu cerebro: terapia cognitivo-conductual en 7 semanas], un libro excelente. Es también coautor de una guía práctica y sensible dirigida a quienes padecen un trastorno obsesivo-compulsivo y a sus familias.

Su obra más reciente es de lectura agradable, lo cual no es un logro menor dada la seriedad del asunto y el tratamiento honesto y realista de los problemas que aborda. El libro consigue abarcar un campo muy amplio, en detalle, y aun así sigue siendo «sencillo», como su título sugiere. Muestra todavía con mayor claridad los puntos fuertes de Seth, entre ellos su capacidad incomparable de organizar y estructurar el material, lo cual facilita la captación y la retención de las muchas perlas que se encuentran en sus páginas. Característico y único de este libro es el ritmo que se establece desde el principio y recorre cada capítulo, explicando cómo abordar el pensamiento inútil, cómo utilizar distintos comportamientos para modificar patrones problemáticos y, finalmente, cómo atender las cosas importantes de nuestra vida y ser conscientes de ellas. Quedé tan impresionado por este ritmo que ahora lo incluyo en mi propia enseñanza: piensa, actúa, sé. ¿Podría haber algo más simple? Y sin embargo las ideas que estas palabras reflejan son lo suficientemente ricas y potentes como para producir cambios positivos en las vidas de pacientes en terapia. Y pueden hacer lo mismo para los lectores de este libro.

Aunque un lector no tenga dificultades en todas las áreas que se cubren (tristeza, preocupación, miedo, ira, procrastinación, autocrítica), recomiendo ardientemente las secciones sobre tres temas en particular: procrastinación, ira y conductas seguras. ¡Las aportaciones de Seth en relación a esos patrones, a menudo desconcertantes, pero muy comunes, son realmente interesantes! Como mínimo, sus caracterizaciones de estos patrones pueden ayudar al lector a comprender un poco mejor cómo dichos patrones lo llevan a chocar con sus amigos, sus colegas o sus familiares. La mayoría de nosotros postergamos las cosas, pero no comprendemos ni los orígenes ni los procesos que hay detrás de ello. La ira, con sus distintas versiones inadecuadas o excesivas, muy frecuentes, puede entenderse. Esto constituye la mitad de la batalla que libramos para mantener la rabia bajo control o para ayudar a nuestra pareja cuando es presa de ella. Finalmente, las conductas seguras permiten que quienes tienen miedos poco realistas o conductas compulsivas rompan con ellos y disfruten lo que la vida les ofrece. Leer el análisis que Seth hace de estos patrones es revelador e interesante. Este es un buen ejemplo, bien explicado, del progreso realizado por los psicólogos en nuestra comprensión de «lo que motiva a la gente».

Algunos lectores se dirigirán a este libro para refrescar los principios y las prácticas de la TCC que conocieron en su terapia personal o de cualquier otro modo. Para otros será la primera aproximación y hallarán todo lo que necesitan para liberarse de la angustia emocional innecesaria e improductiva y ponerse en camino hacia una vida mejor. Este libro puede servir también como un primer paso, muy necesario, para aquellos que tienen problemas más graves, que han pensado si tomar medicación antidepresiva o ansiolítica o que la han probado y no les ha resultado útil, así como para quienes no han podido encontrar un terapeuta con el que estén dispuestos a trabajar. Muchas de esas personas encontrarán todo lo que necesitan en estas páginas. También habrá otros que comenzarán a conocer las causas y los remedios de las dificultades emocionales que los han tenido retenidos y les ha evitado disfrutar la vida, y esto los motivará a buscar guía o ayuda profesional adecuada. Podrán llevar consigo lo que han aprendido de Seth y de la realización de los ejercicios de este libro a la terapia individual o grupal si ese es el paso siguiente.

Permítaseme terminar reflexionando sobre la suerte que tuve por la oportunidad de contribuir al desarrollo de Seth como psicólogo. Ahora la suerte es tuya al haber encontrado esta guía verdaderamente útil y (lo diré otra vez) realmente interesante de los problemas emocionales y los modos efectivos de superarlos. Te animo a aprovechar esta suerte y ponerte en camino hacia un mejor vivir.

Robert J. DeRubeis,
catedrático de Ciencias Sociales en la Samuel H. Preston
y profesor de la Facultad de Psicología de las Artes y las Ciencias,
Universidad de Pensilvania

Introducción

En algún momento, todos nosotros nos encontramos en las garras de emociones avasalladoras. Puede ser un sentimiento de terror angustioso, una depresión que elimina el color de nuestra vida, un pánico que nos golpea en los momentos más inoportunos, una rabia frecuente y excesiva u otras experiencias que atenazan nuestra mente y nuestro corazón. Cuando perdemos el equilibrio emocional, necesitamos buscar y probar modos de recuperarlo y hallar alivio lo más rápidamente posible.

En los comienzos de mi formación clínica, aprendí que la evidencia es especialmente contundente respecto a la efectividad de ciertos tratamientos, es el caso de la terapia cognitivo-conductual (TCC). Mi primer supervisor en terapia me animó a seguir especializándome en la TCC, lo cual me llevó a la Universidad de Pensilvania, que cuenta con una rica historia en tratamientos cognitivos y conductuales. A medida que fui centrándome en el tratamiento de la depresión durante mi curso de doctorado, vi cómo la depresión inclina nuestro pensamiento hacia direcciones perjudiciales y cómo la TCC puede entrenar nuestra mente para que nuestros pensamientos trabajen a nuestro favor. Aprendí también que desarrollar actividades más gratificantes en nuestra vida podía tener poderosos efectos antidepresivos.

Cuando terminé mi doctorado, me hacía mucha ilusión tener un puesto como profesor en el Centro para el Tratamiento y el Estudio de la Ansiedad, en la universidad, donde se han desarrollado muchos de los mejores tratamientos para dicho trastorno. Durante los cuatro años que pasé allí, adquirí una intensa experiencia en tratar la ansiedad debilitante, el trastorno obsesivo-compulsivo y los traumas. Vi cambiar cientos de vidas a través de los programas de tratamiento que ayudaban a hacer frente a los miedos. Allí aprendí que centrar nuestra atención en el presente con apertura y curiosidad es un modo potente de romper el sometimiento a la ansiedad y la depresión. El enfoque basado en *mindfulness* ha logrado suficiente apoyo científico para garantizar su estatus de «tercera ola» de la TCC, junto a las técnicas cognitivas y conductuales.

Durante las dos décadas pasadas como estudiante, investigador, terapeuta y supervisor, dos cosas han destacado para mí relacionadas con los tratamientos efectivos. Número uno, son simples: haz actividades con las que disfrutes. Ten pensamientos útiles. Haz frente a tus miedos. Intenta permanecer en el presente. Cuídate. Ninguno de estos enfoques es sorprendente ni complicado. Me he esforzado por captar esa simplicidad en los capítulos que siguen. Cuando estamos luchando, generalmente no tenemos tiempo, ganas o energía de enfrentarnos página tras página con los descubrimientos de la investigación ni de estudiar un tratado de los matices esotéricos del campo. Necesitamos opciones directas que podamos utilizar inmediatamente.

Número dos, no son fáciles. He visto que a pesar de la simplicidad de estos tratamientos efectivos, todavía exigen trabajo. Cuando se está deprimido y desmotivado, es difícil hacer más que aquello que nos gusta, cuando se está luchando contra el pánico, resulta complicado hacer frente a los miedos, y no es fácil entrenar una mente hiperactiva para que descanse en el momento. Es ahí donde se encuentra el poder de la TCC: en proporcionar no solo un objetivo hacia el que trabajar, sino también técnicas manejables y un plan sistemático para que puedas llegar a tu objetivo.

En mi libro anterior, *Retrain Your Brain* [Vuelve a entrenar tu cerebro], proporciono un plan estructurado en siete semanas para gestionar la ansiedad y la depresión en forma de cuaderno de trabajo. Verás que este libro es parecido en cuanto a su enfoque simplificado cuando presente las partes más esenciales de los tratamientos. Pero en contraste con *Retrain Your Brain*, este está diseñado para quienes quizás no necesiten rellenar todo un cuaderno de trabajo. En lugar de eso, ofrece una colección de técnicas científicamente contrastadas que son rápidas y muy asequibles y que pueden utilizarse como se necesite para gestionar diversas luchas internas.

He pensado este libro para que sea útil para aquellos que nunca han oído hablar de la TCC, para quienes están trabajando actualmente con un terapeuta y para quienes han utilizado la técnica en el pasado y desean un recurso al que acudir para repasar periódicamente sus ideas. Sea cual sea tu conocimiento previo de la TCC, espero que regreses a este libro tantas veces como sea necesario. Todos necesitamos recordatorios de lo que nos hace sentirnos bien. Quiero decir todos. Quiero asegurarte que no escribo este libro desde una torre de marfil, rodeado de teorías abstractas. Como todo el mundo, estoy involucrado en las alegrías y las dificultades de estar vivo. Estoy contento de proporcionarte una guía que realmente simplifique la comprensión de la TCC. Espero que este libro te sea útil para que nada se interponga en el camino de vivir la vida que amas.

CAPÍTULO 1

Tu guía de introducción a la TCC

La terapia cognitivo-conductual ha surgido en décadas recientes como el enfoque que ha demostrado una mayor eficacia en el tratamiento de un amplio espectro de trastornos psicológicos. En este capítulo, exploraremos qué es la TCC, cómo se desarrolló y qué es lo que hace que sea tan efectiva. También tendremos en cuenta cómo puede ayudar en temas específicos como la depresión y la ansiedad.

TCC: LOS COMIENZOS

La terapia cognitivo-conductual es una forma de psicoterapia centrada en las soluciones, diseñada para reducir los síntomas y aumentar el bienestar lo más rápidamente posible. Como su nombre sugiere, incluye un componente cognitivo, que se centra en cambiar los patrones problemáticos de pensamiento, y un componente conductual, que ayuda a desarrollar acciones que nos resulten efectivas. Estos componentes de la TCC se desarrollaron más o menos independientemente. Echemos una ojeada a cada uno de estos enfoques antes de ver cómo se unieron.

LA TERAPIA CONDUCTUAL

En la primera mitad del siglo xx, el psicoanálisis era la forma más común de terapia de conversación* para trastornos psicológicos. El enfoque se basaba en la teoría de la mente de Sigmund Freud y a menudo implicaba encontrarse regularmente con un terapeuta durante varios años y explorar la propia niñez y la educación recibida.

Si bien muchas personas se beneficiaron del psicoanálisis y tratamientos similares, otros especialistas en el comportamiento humano comenzaron a buscar modos de proporcionar alivio más rápidamente. Se inspiraron en descubrimientos recientes acerca de cómo los animales (incluidos los humanos) aprenden, y comenzaron a aplicar estos principios para tratar trastornos como la ansiedad y la depresión.

Estos esfuerzos llevaron al desarrollo de la terapia del comportamiento (o terapia conductual) por individuos como el psiquiatra Joseph Wolpe y el psicólogo Arnold Lazarus. Wolpe y otros hallaron que cambios sencillos y directos en el propio comportamiento podían proporcionar alivio. Por ejemplo, las personas con fobias podrían superar sus temores enfrentándose gradualmente a lo que les aterraba. Gracias a estos desarrollos, no tenían ya que pasar años en un diván excavando en los sucesos de la infancia: unas cuantas sesiones de trabajo específico podían proporcionar una mejoría duradera.

LA TERAPIA COGNITIVA

No mucho después de la aparición de las primeras terapias conductuales, otros especialistas de la salud mental propusieron

---

* Terapia de conversación, o psicoterapia, consiste en el tratamiento de los trastornos mentales, emocionales, de personalidad y de comportamiento mediante métodos como el dialogar, el escuchar y el orientar.

una explicación diferente de los problemas psicológicos. El psiquiatra Aaron T. Beck y el psicólogo Albert Ellis propusieron la idea de que los pensamientos tienen poderosos efectos sobre nuestros sentimientos y nuestro comportamiento. De acuerdo con eso, afirmaron que nuestro sufrimiento procede de nuestros pensamientos. Por ejemplo, se creía que la depresión estaba motivada por creencias excesivamente negativas sobre uno mismo y sobre el mundo (por ejemplo, «soy un fracaso»). Según Beck y otros que también desarrollaron la terapia cognitiva, lo primero que tiene que hacer el tratamiento es identificar los pensamientos negativos que nos hacen daño y luego trabajar para sustituirlos por otros que sean más adecuados y útiles. Con la práctica, se podrían desarrollar modos de pensar que promoviesen sentimientos y comportamientos positivos.

LA COMBINACIÓN DE LA TERAPIA CONDUCTUAL Y LA TERAPIA COGNITIVA

Aunque la terapia conductual y la terapia cognitiva se desarrollaron más o menos independientemente, en la práctica son complementarias. Ciertamente, poco después de su desarrollo, las dos corrientes se integraron en la TCC. Incluso Aaron T. Beck, el padre de la terapia cognitiva, rebautizó su famoso enfoque terapéutico «terapia cognitivo-conductual» en consonancia con su inclusión de técnicas conductuales en lo que anteriormente denominaba terapia cognitiva. Esta integración supone una buena noticia para quienes necesitan tratamiento, ya que ahora pueden recibir uno más completo.

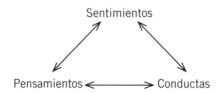

Combinar estas terapias también nos ayuda a ver cómo nuestros pensamientos, nuestros sentimientos y nuestras conductas están íntimamente relacionados (ver la figura anterior). Por ejemplo, cuando sentimos mucha ansiedad, tendemos a tener pensamientos relacionados con el peligro, y estos pensamientos aumentarán nuestra ansiedad. A su vez, estos pensamientos y sentimientos harán crecer la probabilidad de que evitemos lo que tememos, lo cual reforzará nuestra ansiedad. Una vez que entendemos estas relaciones, es más fácil hallar modos de sentirnos mejor.

UNA TERCERA OLA: LA TERAPIA BASADA EN *MINDFULNESS*

En los años setenta del siglo XX, Jon Kabat-Zinn, formado como biólogo molecular, comenzó a experimentar un nuevo programa denominado reducción del estrés basado en *mindfulness* (o atención plena). Inspirado en prácticas que han existido desde hace miles de años, el mindfulness se basa en la idea de que podemos aliviar el sufrimiento centrando nuestra atención en el momento presente, en lugar de dar vueltas sobre el pasado o preocuparnos por el futuro. La atención plena incluye también una deliberada apertura a nuestra realidad.

Kabat-Zinn y sus colegas hallaron que el nuevo programa era muy efectivo para reducir la ansiedad entre quienes sufren dolor crónico. Desde ese momento, los tratamientos basados en mindfulness se han desarrollado y han sido verificados para trastornos como la depresión, el insomnio y la ansiedad.

Igual que las terapias cognitivas y las conductuales se unieron, también la terapia basada en mindfulness se ha integrado en algunos de los programas de la TCC. Por ejemplo, el psicólogo Zindel Segal y sus colegas hallaron que integrar el entrenamiento mindfulness en la terapia cognitiva reducía la recaída en la depresión una vez que la terapia había terminado. Los tratamientos basados en mindfulness forman parte de lo que ahora se llama la «tercera ola» de la TCC; han cosechado una gran cantidad de apoyo a partir de las pruebas clínicas, razón por la que he incluido dichas técnicas en este libro.

LOS PRINCIPIOS DE LA TCC

Antes de que empieces tu viaje por la TCC, echemos una ojeada a algunos de sus principios básicos. Estos te servirán de guía en el camino hacia la práctica efectiva.

La TCC enfatiza la colaboración y la participación activa. La TCC funciona mejor cuando se adopta un papel activo para definir los objetivos del tratamiento y decidir cómo avanzar hacia ellos. La práctica de la terapia, dirigida por un terapeuta o por un recurso como este, aporta los conocimientos acerca de los principios y las técnicas generales, pero exige colaboración para adaptar esos componentes a tus necesidades específicas.

La TCC está dirigida por objetivos y se concentra en problemas específicos. Una parte crucial del trabajo en la TCC es definir el problema, lo que hace que este sea más manejable. Definir objetivos claros que sean importantes para ti es un paso estrechamente relacionado con el tratamiento. Estos objetivos centrarán tu energía y estimularán tus esfuerzos a medida que trabajemos para lograrlos.

La TCC está enraizada en el aquí y el ahora. Mientras que algunas terapias se concentran sobre todo en los sucesos de la infancia, la TCC se centra en cómo los propios pensamientos y las propias acciones en el presente pueden ser parte de las luchas constantes y cómo cambiar esos patrones puede ser útil. Aunque la TCC considera importantes las experiencias de los primeros años de la vida, su énfasis en el presente la convierte en un tratamiento capaz de empoderarte, al centrarse en factores que puedes controlar.

La TCC pretende enseñarte cómo ser tu propio terapeuta. Con esta terapia aprenderás unas cuantas habilidades básicas que te ayudarán a manejar los asuntos que te llevaron a ella. Con la práctica, puedes aplicar estas técnicas por ti mismo, incluso cuando surjan dificultades nuevas. La TCC es un tipo de tratamiento al estilo «enseña a una persona a pescar» y sigue estando contigo una vez que la terapia ha terminado.

La TCC enfatiza la prevención de la recaída. Aprender cómo continuar estando bien forma parte integral de la TCC. Al comprender los factores que contribuyen a tu ansiedad, depresión u otros problemas, podemos estar atentos a los signos que indican una posible recaída. Por ejemplo, una mujer que se recupera de la depresión puede ser consciente de una tendencia a retirarse de las actividades que le hacen sentirse bien. Esto constituye la razón de que los índices de recaída en la depresión y la ansiedad sean menores con la TCC que con la medicación. Es fundamental que se sigan practicando los nuevos hábitos de la TCC, del mismo modo que alguien que ha aprendido a tocar un instrumento musical necesitará seguir practicando y tocando para mantenerse preparado.

La TCC es un proceso limitado en el tiempo. La TCC logra su objetivo de proporcionar alivio en un período de tiempo relativamente breve. Por ejemplo, un programa de tratamiento típico para la depresión consta de unas dieciséis sesiones; las fobias, como el miedo a los perros, pueden tratarse de manera efectiva en una única sesión de entre dos y cuatro horas. Los programas de tratamiento más breves pueden también ser motivadores, debido a la sensación de que los objetivos pueden alcanzarse a corto plazo.

La TCC es estructurada. Los elementos del tratamiento en la TCC se presentan en un orden predecible, de manera que las sesiones posteriores se basan en las anteriores. Cada sesión sigue una rutina coherente, comenzando con una revisión de cómo ha ido la práctica entre las sesiones para después cubrir el material del día y, finalmente, planificar cómo aplicar ese material en la propia vida durante los días siguientes. Este enfoque organizado constituye una buena parte de lo que hace que la TCC sea una forma de terapia eficiente.

La TCC te ayuda a hacer frente a los pensamientos automáticos negativos. En el corazón de la TCC se halla el reconocimiento de que nuestros pensamientos a menudo nos llevan por mal camino. Tendemos a los pensamientos automáticos negativos, que, como su nombre sugiere, se presentan espontáneamente. La TCC te ayuda a aprender a identificar estos pensamientos automáticos negativos y responder a ellos. Por ejemplo, la persona que deja pasar una promoción podría tener el pensamiento automático negativo «nunca aprovecho una oportunidad». En la TCC, lo primero que aprendemos es a reconocer lo que nuestras mentes nos están diciendo, ya que los pensamientos automáticos negativos pueden aparecer sin que nos percatemos de ello conscientemente. A continuación examinamos la exactitud de los pensamientos. Con la práctica, podemos desarrollar modos más útiles de pensamiento.

La TCC implica una variedad de técnicas. Un impresionante conjunto de técnicas entran en juego en la TCC, desde la relajación hasta la reestructuración cognitiva, pasando por la activación conductual, la exposición y la meditación. Parte del trabajo consiste en descubrir qué técnicas son más útiles para una persona concreta. Hallarás muchas de esas herramientas en los capítulos que siguen y descubrirás cuáles te proporcionan un mayor beneficio. Me gusta organizar las técnicas de la TCC bajo tres encabezamientos: «piensa» (cognitivo), «actúa» (conductual) y «sé» (mindfulness). En este libro, a menudo me refiero a estas tres etiquetas.

CÓMO Y POR QUÉ FUNCIONA LA TCC

La mayoría de los principios y prácticas de la TCC probablemente no te sorprenderán. Por ejemplo, hacer frente a nuestros miedos para superarlos difícilmente puede decirse que sea una idea novedosa. Aquellos a quienes he tratado en mi práctica a veces son escépticos respecto a que técnicas sencillas, como planificar actividades específicas y tener cuidado de nuestros pensamientos, puedan ser realmente útiles. Si fuera tan simple, piensan, estarían mejor ya. Como veremos, la TCC no tiene que ver solo con lo que hacemos, sino también con cómo lo hacemos. Veamos algunos aspectos del enfoque de la TCC que la convierten en tan beneficiosa.

DESCOMPONER

La TCC descompone los grandes problemas en otros más pequeños, más fáciles de tratar. Por ejemplo, una sensación abrumadora de depresión puede convertirse en una colección de pensamientos, sentimientos y conductas más manejables. Así podemos ajustar técnicas específicas para cada componente, como la reestructuración cognitiva para abordar el pensamiento depresivo. La TCC también descompone las tareas insuperables en una serie de pasos factibles.

ENTRENAMIENTO ESTRUCTURADO

Saber lo que necesitamos hacer para sentirnos mejor es útil, pero solo constituye una parte del camino. El entrenamiento sistemático y estructurado de la TCC asegura que obtenemos la «dosis» adecuada de las técnicas que aportan alivio. Por ejemplo, podemos ser conscientes de que nuestros pensamientos de ira son desproporcionados, pero cuando los escribimos, nos hallamos en una posición más adecuada para examinarlos y dirigirlos cuidadosamente en la dirección que necesitemos.

MEDICAMENTOS PSIQUIÁTRICOS FRECUENTES

Los medicamentos más frecuentemente prescritos para la depresión y la ansiedad son los inhibidores selectivos de recaptación de serotonina (ISRS) y las benzodiacepinas. Los ISRS se denominan generalmente «antidepresivos», pero también pueden tratar la ansiedad. En dosis altas pueden ser útiles asimismo para el trastorno obsesivo-compulsivo. Pueden ponerse como ejemplos la fluoxetina (Prozac), la fluvoxamina (Luvox) y el sertraline (Zoloft). Las benzodiacepinas funcionan rápidamente para calmar el sistema nervioso, actuando sobre los mismos receptores del cerebro que el alcohol y los barbitúricos. Entre las benzodiacepinas prescritas frecuentemente están el alprazolam (Xanax), el lorazepam (Ativan) y el clonazepam (Klonopin). Además de para la ansiedad, se utilizan para tratar el insomnio y la agitación.

Estos medicamentos pueden ser tan efectivos como la TCC, pero la recaída tiende a ser más frecuente si el paciente deja de tomarlos. Mucha gente se beneficia de una combinación de TCC y medicación psiquiátrica. Los efectos secundarios frecuentes de los ISRS incluyen náuseas o vómitos, aumento de peso, diarrea, somnolencia o problemas sexuales; el uso de las benzodiacepinas puede conllevar náuseas, visión borrosa, dolor de cabeza, confusión, cansancio, pesadillas o trastornos de la memoria, entre otras posibilidades. La prescripción médica tendrá en cuenta los beneficios potenciales de estos medicamentos frente a los efectos secundarios comunes. Este libro te aporta información sobre la TCC, no sobre medicación. Si crees que necesitas medicación, consulta con tu médico de familia o con un psiquiatra.

PRÁCTICA REPETIDA

La mayor parte del trabajo en la TCC tiene lugar fuera del consultorio terapéutico o después de la lectura que hacemos sobre la terapia. No es fácil crear nuevos hábitos, especialmente cuando somos expertos en hacer cosas que no nos funcionan. Es necesaria la repetición incansable para reprogramar nuestras respuestas automáticas a las situaciones difíciles.

CIENCIA CLÍNICA

Desde el comienzo, la TCC ha estado muy relacionada con la evidencia y los resultados. ¿Funciona? ¿Hasta qué punto es efectiva? Como las sesiones para el tratamiento están claramente establecidas, los programas de la TCC pueden estar estandarizados y comprobados frente a grupos de control. Basados en esas pruebas clínicas, podemos tener una idea del efecto medio que un número determinado de sesiones tiene sobre un trastorno particular. Estudios recientes han ampliado estos hallazgos hasta confirmar que la TCC puede ser efectiva incluso sin terapeuta.

¡Atención! Si tienes una depresión grave, con ideas de hacerte daño, o estás pasando por algún otro problema de salud mental importante, deja a un lado este libro y contacta con un psicólogo, un psiquiatra u otro profesional de la salud. Si tienes una urgencia psiquiátrica o médica, llama al número de teléfono indicado o acércate al centro de urgencias más próximo. Si es necesario, puedes llamar también al número de teléfono para la prevención del suicidio. *

¿CÓMO PUEDES AYUDARTE A TI MISMO?

Para que la TCC funcione del mejor modo posible, es preciso que te centres en tus necesidades particulares. ¿Estás luchando con

---

* Cada país cuenta con sus propios recursos de prevención. En España y en diversos países Latinoamericanos destaca la organización de acción social «el Teléfono de la Esperanza».

un estado de ánimo bajo, un temperamento incontrolable, una preocupación obsesiva o cualquier otro estado? Veamos cómo la TCC puede utilizarse para abordar diferentes trastornos y permitir que te ayudes a ti mismo en esos problemas a los que estés haciendo frente.

DEPRESIÓN

Cuando estás deprimido, los pensamientos, los sentimientos y las conductas funcionan unidos en una espiral descendente. Un estado de ánimo bajo y una escasa motivación hacen que sea más difícil hallar placer incluso en aquello con lo que solíamos disfrutar. Vemos el mundo y nos vemos a nosotros bajo una luz negativa. A medida que nuestros pensamientos y nuestro estado de ánimo se oscurecen, es más probable que dejemos de realizar algunas actividades, lo que no hace sino profundizar más nuestra depresión.

La TCC puede ayudarnos a romper el hábito del pensamiento negativo, y eso hará más fácil volver a estar más activo. A su vez, un mayor compromiso con la vida eleva nuestro estado de ánimo y mejora la visión que tenemos de nosotros mismos. Si practicamos mindfulness, podemos mejorar todavía más nuestro estado de ánimo al aprender a conceder menos gravedad a nuestros pensamientos. Juntas, estas prácticas pueden crear un «círculo virtuoso» que hace que se refuercen las mejorías en nuestros pensamientos, nuestros sentimientos y nuestras conductas.

ANSIEDAD

Cuando nos preocupa un resultado que es incierto, es probable que la situación nos provoque cierta ansiedad. Por ejemplo, podemos ponernos nerviosos ante una primera cita o en una entrevista de trabajo. Unos niveles bajos o moderados de ansiedad son perfectamente normales. De hecho, la ansiedad es útil, porque eleva nuestra atención, aumenta nuestra motivación y nos proporciona energía para que algo salga bien. Pero más allá de un cierto punto, la ansiedad se vuelve contraproducente. Por ejemplo, una ansiedad social excesiva puede interferir en nuestra capacidad de pensar por nosotros mismos o de estar presentes con la persona con la que hablamos.

La TCC ofrece muchas herramientas para manejar la ansiedad. Técnicas como la relajación muscular progresiva y la meditación pueden calmar directamente un sistema nervioso agitado. Las técnicas cognitivas pueden abordar la sensación exagerada de peligro que acompaña a la ansiedad; por ejemplo, la creencia de que otros juzgarán duramente a una persona si se sonroja en clase (en el caso de la ansiedad social). La exposición es también una herramienta poderosa para combatir la ansiedad al hacer frente a las situaciones que tememos. Con la repetición de la práctica, las situaciones se vuelven menos temibles y provocan menos ansiedad.

PÁNICO

Si has tenido aunque sea un solo ataque de pánico, sabrás lo espantoso que resulta este tipo de ansiedad. El pánico es como una alarma de incendio en tu cerebro y el resto de tu cuerpo que te da la impresión de que algo muy malo va a ocurrir. Como generalmente no hay una amenaza evidente –ningún león persiguiéndonos, ningún coche que venga de frente invadiendo nuestro carril–, la mente tiende a detectar una amenaza interna: «Debe de estar dándome un ataque al corazón» o «Voy a volverme loco». A veces se tiene la impresión de que uno va a desmayarse. La mayoría de las personas con problemas de pánico comienzan a temer los lugares en los que es más fácil que entre pánico, especialmente las situaciones de las que sería difícil huir, como conducir por un puente o sentarse en un cine.

La TCC efectiva para el pánico incluye aprender a controlar la propia respiración cuando todo lo demás parece fuera de control; poner a prueba los pensamientos relacionados con el pánico, como «voy a desmayarme», lo que a menudo no hace sino aumentar la sensación de peligro, y practicar estar en situaciones cada vez más difíciles, para comenzar a sentirse más cómodo. Con la repetición, estas técnicas pueden hacer que el pánico sea menos probable en situaciones que antes solían provocarlo. También podemos desarrollar una relación diferente con nuestra sensación de pánico y empezar a verla como una ansiedad más o menos extrema, que en sí misma no es peligrosa.

PREOCUPACIÓN

Si el pánico es la alarma de incendios, la preocupación es el grifo que gotea. Así como el pánico golpea súbitamente, la preocupación pulveriza nuestra sensación de paz. Cuando tenemos tendencia a preocuparnos, a menudo no importa lo que tengamos enfrente. Cualquier suceso puede llevar a preocuparse, desde lo importante hasta lo trivial. La pregunta fundamental en la preocupación crónica es: «¿Qué pasaría si...?». La preocupación frecuente a menudo va acompañada de tensión muscular, irritabilidad, problemas para dormir y agitación. La preocupación es el rasgo central del trastorno de ansiedad generalizada.

La TCC ofrece varios modos de combatir la preocupación y la tensión excesivas. Podemos entrenarnos para reconocer cuándo estamos preocupados, pues a menudo sucede sin que seamos conscientes de ello. Una vez que sabemos hasta dónde puede llegar la mente, tenemos algo que decir respecto a si seguir preocupándonos o no. También podemos abordar algunas de nuestras creencias sobre la preocupación, como que nos ayuda a planificar el futuro. La TCC ofrece también muchas maneras de «salir de nuestra mente», ya sea a través de una mayor implicación en actividades o mediante una atención plena a nuestra experiencia. Estar asentado en el presente libera la mente de su preocupación ansiosa por el futuro. Finalmente, técnicas como el entrenamiento en la relajación y la meditación pueden disminuir la tensión física que muchas veces acompaña a la preocupación constante.

ESTRÉS

Cuando las dificultades de la vida nos exigen una respuesta, podemos tener una sensación de presión provocada por el estrés. Puede deberse a una enfermedad en la familia, una fecha límite en el trabajo, un conflicto con otra persona o cualquier otra dificultad a la que tengamos que hacer frente. Igual que en el caso de la ansiedad, una cierta cantidad de estrés es útil, como cuando un jugador de tenis se enfrenta a un partido de campeonato difícil y se viene arriba.

El estrés provoca una respuesta de todo el cuerpo, a medida que las hormonas del estrés como el cortisol y la adrenalina inundan nuestro sistema y desencadenan una amplia gama de reacciones. El estrés agudo activa el sistema nervioso simpático, preparando nuestro cuerpo para responder a una amenaza luchando, huyendo o, a veces, quedando paralizado. Nuestros cuerpos y nuestras mentes están bien equipados para manejar breves picos de estrés. Sin embargo, cuando los factores estresantes se hacen crónicos, como viajar al trabajo cinco días a la semana con un tráfico desesperante, un entorno laboral agresivo o un divorcio prolongado y polémico, nuestros recursos para hacer frente a las dificultades se agotan. Podemos empezar a sentirnos más enfermos, a deprimirnos o a mostrar otras señales físicas y mentales de estar abrumados.

La TCC ofrece herramientas para calmar el sistema nervioso, como técnicas respiratorias específicas que reducen el sistema de luchar o huir. También podemos abordar los modos de pensar que amplifican el estrés, como ver las dificultades en el trabajo como ocasiones de fracaso en lugar de ocasiones de éxito. La TCC puede animarnos a que nos tomemos más en serio el cuidado de nosotros mismos, así como aumentar nuestra capacidad de procesar el estrés frecuente.

IRA

Como sucede con la ansiedad y el estrés, la ira puede ser muy útil, ya que nos energiza para luchar por lo correcto, como al ser testigos de una injusticia. Nuestra ira se convierte en un problema cuando la experimentamos tanto que empieza a perjudicar nuestra salud y nuestras relaciones. Muchas veces surge de creencias que pueden ser ciertas o no. Por ejemplo, ¿estaba ese conductor tratando de darme un golpe cuando me cortó el paso o simplemente se equivocó al calcular la distancia entre nuestros coches? Mi creencia acerca de su intención afectará a mi respuesta emocional y a si voy a vengarme.

La TCC ofrece modos de corregir los pensamientos que llevan a una ira excesiva. También puede ayudar el hecho de encontrar modos de estructurar la vida para reducir la ira, como empezar el viaje de la mañana quince minutos antes para estar menos estresado e impaciente al volante, o de expresar la ira constructivamente, en lugar de destructivamente. En los capítulos siguientes, profundizaremos en las estrategias que te ayudarán a aprovechar el poder de la TCC, comenzando en el capítulo dos con la elección de objetivos efectivos.

SACAR EL MAYOR PROVECHO POSIBLE DE ESTE LIBRO

He diseñado este libro para que puedas utilizar todo o parte de él, según tus necesidades de abordar determinados asuntos. Siéntete libre para saltar de un capítulo a otro con el fin de hallar la serie de técnicas que mejor te funcionen a ti. Ahora bien, te recomiendo que sigas leyendo el capítulo dos, que se centra en el establecimiento de objetivos.

Te sugiero que, al comenzar, te centres en un pequeño número de técnicas; quizás una o dos por semana. Por ejemplo, si estás tratando una depresión, basta con que durante una semana empieces por estar más activo. Ya habrá tiempo durante las semanas siguientes para abordar tus procesos mentales, optimizar el cuidado de ti mismo, desarrollar una práctica de mindfulness, etc.

Cuando encuentres lo que se adapte a tu situación, te animo a tomarte tu tiempo con ese material y a que trates de interiorizar los conceptos, realizando los ejercicios recomendados para reforzar tu aprendizaje. Una cosa es saber lo que necesitamos hacer para sentirnos mejor y otra muy distinta hacerlo. La TCC tiene que ver con la acción, y ahí es donde hallarás el verdadero beneficio.

Sobre todo, recuerda que tu bienestar merece la inversión de tiempo y energía. El trabajo que hagas ahora puede aportar dividendos durante los años próximos.

PORCENTAJES RELACIONADOS CON LOS TRASTORNOS DEL ESTADO DE ÁNIMO

Si te sientes abrumado por la ansiedad, la depresión, la ira u otras emociones, desde luego no estás solo. Entre los adultos estadounidenses:

- Cerca del 35 % tendrán un trastorno de ansiedad en algún momento de su vida, en forma de fobias (12 %), trastorno de ansiedad social (12 %), trastorno de ansiedad generalizada (6 %) o trastorno de pánico (5 %).
- Un 25 % experimentarán algún trastorno depresivo mayor durante su vida.
- En un año, más de cuarenta y cuatro millones sufrirán un trastorno de ansiedad y más de dieciséis millones algún trastorno depresivo mayor.

- La probabilidad de que las mujeres experimenten depresión y ansiedad es un 70 % mayor que en el caso de los hombres.
- Alrededor de un 8 % experimenta una ira tan intensa que les genera problemas importantes, con índices ligeramente superiores en los hombres que en las mujeres.

RESUMEN DEL CAPÍTULO Y DEBERES PARA CASA

En este capítulo, hemos revisado los orígenes de la TCC, cómo se desarrolló y qué es lo que la convierte en efectiva en el tratamiento de la depresión, la ansiedad, el pánico, la preocupación, el estrés y la ira. La principal aportación es que esta terapia funciona ofreciendo modos estructurados de practicar técnicas sencillas y potentes, que es justamente de lo que trata este libro.

Hablando de práctica, al final de cada capítulo te invitaré a hacer algunos deberes en casa. Pero no dejes que te aterrorice la expresión *deberes para casa*. Los deberes de la TCC consisten en cosas que realmente quieres practicar para poder sentirte mejor. Estás en el asiento del conductor. Durante esta semana, piensa en las preguntas siguientes:

- ¿Cuál es el asunto principal en el que esperas que este libro te ayude?
- ¿Qué has intentado hasta ahora para obtener algún alivio?
- ¿Qué es lo que ha funcionado bien y lo que no?
- ¿Qué relación hay entre la TCC como la he descrito y lo que has intentado hacer en el pasado?
- Finalmente, ¿cómo te sientes tras leer el primer capítulo?

Para los capítulos siguientes, necesitarás un diario dedicado a tu trabajo con la TCC. Si no tienes uno ya, cómpralo antes de empezar el capítulo siguiente. Cuando estés listo, nos centraremos en el establecimiento de objetivos.

CAPÍTULO 2

Establecer objetivos

Como hemos visto en el capítulo anterior, la TCC puede ser útil para todo tipo de trastornos. Ahora bien, antes de bucear en su aplicación a temas específicos, necesitamos decidir qué queremos cambiar. En este capítulo, nos centraremos en averiguar los objetivos hacia los que quieres dirigirte. He aquí un ejemplo de un paciente y cómo trabajamos juntos para encontrar la mejor manera de abordar sus necesidades:

En mi primera sesión con Jeff, me habló de la importante depresión y los problemas del sueño que llegaron acompañando a una larga y grave batalla por la salud. Supe de sus relaciones más importantes, su familia de origen, la historia de su trabajo y otros aspectos de su vida. Él era capaz de identificar algunos de sus puntos fuertes, aunque hablaba de sí mismo en pasado, casi como si se estuviera refiriendo a otra persona.

Una vez que tuve una buena panorámica de la situación de Jeff, necesitaba saber qué esperaba conseguir con la terapia. Como todo el mundo, quería sentirse mejor; pero ¿cómo se imaginaría él eso?

¿En qué sentido su vida sería diferente? ¿Qué cosas quería hacer más y cuáles quería hacer menos? ¿Cómo mejoraría la calidad de sus relaciones? En pocas palabras ¿cuáles eran sus objetivos?

Al final de nuestra primera sesión, Jeff parecía más esperanzado. Le pregunté cómo se sentía y dijo que realmente se sentía un poco entusiasmado, incluso inspirado, por primera vez en mucho tiempo. Al establecer unos objetivos, había transformado la insatisfacción con su situación en la decisión de mejorarla.

Veamos por qué le resultó tan útil a Jeff identificar sus objetivos y cómo puedes tú desarrollar objetivos que inspiren tus esfuerzos.

LOS BENEFICIOS DE TENER OBJETIVOS ATRACTIVOS

A veces no se valora lo suficiente la importancia de tener buenos objetivos. Cuando tenemos una visión clara de adónde queremos ir, es mucho más fácil comprometerse con los cambios que necesitamos hacer para llegar allí. Se parece mucho a subir una montaña: cuando sabes dónde está la cima, estás motivado para seguir subiendo hasta alcanzarla.

Las metas u objetivos también nos ayudan a mantener el rumbo cuando nos vemos en dificultades a lo largo del camino y nos impulsan a encontrar modos de alcanzar lo que nos hemos propuesto. Por ejemplo, Jeff había estado evitando volver a hacer ejercicio, porque no estaba seguro de lo que podía hacer, debido a sus recientes problemas de salud. Una vez que se comprometió con el objetivo de realizar ejercicio tres veces a la semana, comenzó a elaborar un programa que funcionase para él. Las metas proporcionan también una base para comparar cómo está progresando el tratamiento. Jeff y yo volvíamos a menudo a sus objetivos durante la terapia, para evaluar si estábamos logrando avanzar hacia ellos.

OBJETIVOS QUE PREDISPONEN AL ÉXITO

No todos los objetivos se crean del mismo modo. Cuando pienses acerca de tu vida y en qué manera la ansiedad y la depresión te pueden estar afectando, te recomiendo conservar en mente estos principios mientras estableces tus propias metas.

SÉ ESPECÍFICO

Es difícil decir cuándo has alcanzado una meta vaga, como «implicarme más con mis hijos», mientras que «leer al menos un libro al día a mi hijo de dos años» es algo específico y fácil de medir. Tienes que poder decir cuándo has logrado tus objetivos, así que asegúrate de hacerlos tan concretos como sea posible.

ENCUENTRA LA «MARCHA ADECUADA»

Si te pones metas demasiado difíciles, te desanimarás, como sucede al intentar pedalear en una bicicleta, subiendo una montaña, en una marcha que es demasiado alta, pero las metas que son demasiado fáciles no son inspiradoras, como tomar una bajada en bicicleta en una marcha demasiado lenta. Busca el punto óptimo: objetivos moderadamente difíciles que puedas alcanzar con un esfuerzo sostenido.

ELIGE OBJETIVOS QUE TE IMPORTEN

No es muy probable que alcancemos nuestros objetivos si no son importantes para nosotros. En cada objetivo, piensa por qué te importa y cómo mejorará tu vida al conseguirlo. En esta línea, asegúrate de que los objetivos son realmente tuyos y no de alguna otra persona que esté interesada en que los consigas.

LLEGAR DESDE AQUÍ HASTA ALLÁ

El primer paso hacia la determinación de tus objetivos es comprender y aceptar qué es lo que quieres cambiar de ti mismo y de tu situación. Este proceso exige apertura y sinceridad para hacer frente voluntariamente a tus propias limitaciones. Pero antes, identifiquemos tus puntos fuertes. Más allá de lo que tengamos que luchar en algunas áreas, contamos con fortalezas que nos animan a seguir adelante. A menudo descubro que el hecho mismo de buscar ayuda, sea en una persona o en un libro como este, refleja una fuerza interior y un rechazo a conformarnos con menos que lo mejor. ¿Qué aportas al mundo? ¿Cuáles son tus mejores características o capacidades? ¿Qué les encanta de ti a tus familiares y a tus amigos más cercanos? Siéntete libre para preguntarles a algunos de tus seres queridos cuáles consideran que son tus puntos fuertes. Mantén en tu mente esas cualidades positivas mientras desarrollas tus objetivos. En las secciones que siguen, veremos cómo te están yendo las cosas en seis campos importantes de la vida. Si tienes objetivos relacionados con una de esas áreas, escríbelos en una hoja de papel o en tu diario.

SÉ REALISTA

Cuando hemos estado sufriendo desde hace mucho tiempo, es comprensible que queramos mejorar lo más rápidamente posible. Podemos estar tentados de intentar hacer todo al mismo tiempo y ponernos metas excesivamente ambiciosas. Si nuestras metas son poco realistas, nos sentiremos fracasados cuando no las alcancemos. Podemos empezar fuertes y luego decaer rápidamente al agotar nuestras ya vacías reservas.

Cuando establezcas metas para ti mismo, intenta equilibrar la disciplina y la compasión, manteniendo un cierto estándar, pero al mismo tiempo siendo comprensivo contigo. A veces nos ponemos metas basadas en lo que somos capaces de hacer durante un día o una semana, sin tener en cuenta lo que nos costará mantener ese nivel de actividad. Por ejemplo, podemos decidir hacer ejercicio durante una hora, siete días a la semana, y llevarlo a cabo los primeros días. Pero finalmente un día no tenemos el tiempo, la energía o la motivación para hacerlo. Una vez que se rompe la racha, es menos probable que reanudemos el ejercicio y quizás lo abandonemos por completo.

Parte de ser compasivo con nosotros mismos consiste en ser pacientes mientras se está produciendo nuestra recuperación. Si bien merece la pena y es un objetivo inspirador reclamar la vida que teníamos antes, probablemente sea poco realista pensar que podemos llegar allí inmediatamente. La terapia física es una buena metáfora para la sanación emocional y mental: la cantidad adecuada de estiramiento y fortalecimiento puede dejarnos un poco doloridos durante un día, pero no tanto que terminemos dañados o tengamos que dejar de hacer nuestros ejercicios. Así pues, cuando estés estableciendo tus objetivos, recuerda que la vida es un maratón, no un *sprint*.

RELACIONES

Por regla general, nada tiene un impacto mayor sobre nuestro bienestar que nuestras relaciones más cercanas. Nada puede compensar el empobrecimiento de las relaciones con los otros y, por otra parte, podemos tolerar prácticamente cualquier cosa si nuestras relaciones son fuertes y nos sostienen. Si mantienes una relación íntima, piensa ante todo en la relación con tu compañero. Si actualmente estás soltero y entre tus objetivos está hallar pareja o comenzar a tener citas otra vez, incluye esos objetivos en tu lista y vuelve a ella a la hora de desarrollar una relación íntima.

- ¿Qué es lo que funciona bien entre tú y tu pareja?
- ¿Dónde entráis en conflicto?
- ¿Satisfacéis vuestras necesidades mutuas?
- ¿Cómo es vuestra comunicación: evitáis el conflicto externo a toda costa, o vuestras peleas están fuera de control?
- ¿Estás satisfecho con la frecuencia y la calidad de vuestras relaciones sexuales?
- ¿Tenéis suficiente tiempo para alimentar vuestra relación?

Piensa ahora en tus otras relaciones importantes, incluyendo las de tus hijos, padres y amigos. Haz balance de cada una de ellas y decide lo que quieres cambiar en la relación, especialmente de maneras que puedas controlar. Por ejemplo, querer que tu pareja sea más cariñosa depende menos de ti que comunicarle tus necesidades.

Al elaborar los objetivos de tus relaciones, puede ser útil tener en cuenta cómo han afectado a la calidad de tus relaciones con los otros tus luchas personales con la ansiedad, la ira u otros problemas. Por ejemplo, si la depresión te ha llevado a entrar menos en contacto con las personas que están cerca de ti, piensa en la posibilidad de ponerte como objetivo pasar más tiempo con ellas.

FE/SENTIDO

Una buena vida es una vida con sentido, una vida en la que nos sentimos conectados con nuestras pasiones y con aquello que más valoramos. Muchos de nosotros encontramos el sentido a través de nuestras relaciones familiares. También puede que formemos parte de una comunidad de fe y nos sintamos inspirados por los textos sagrados y por un sentimiento de conexión con un poder superior. O podemos descubrir un sentimiento expansivo de conciencia y conexión a través de la belleza natural, caminando por los bosques o en prácticas como la meditación. Sean cuales sean los modos específicos, tendemos a encontrar sentido y propósito relacionándonos con algo más grande que nosotros. Piensa en lo que más te apasiona:

- ¿Qué es lo más importante para ti en la vida?
- ¿Encuentras sentido a tus acciones? ¿Están relacionadas con lo que realmente te importa?
- ¿O anhelas tener una conexión con algo que realmente sea importante?

Un ejercicio que puede ser útil es pensar qué te gustaría que la gente que mejor te conoce dijera de ti dentro de diez años. ¿Se te ocurren algunas frases o algunas cualidades? Cuando Jeff pensó en esto, dijo que quería que la gente describiera el amor que manifestaba a quienes se hallaban cerca de él y el sabor que aportaba a la vida, cualidades que le costaba expresar en medio de su depresión. ¿Qué te gustaría que tus seres queridos dijeran de ti? Tu respuesta puede configurar tus objetivos en esta área.

EDUCACIÓN Y TRABAJO

El trabajo puede ser un medio para satisfacer nuestras necesidades psicológicas básicas. A través de él podemos sentir que somos competentes en lo que hacemos, seamos estudiantes, empleados o padres que se quedan en casa. También podemos satisfacer nuestra necesidad de autonomía mediante nuestro trabajo, si tenemos algún control sobre lo que hacemos y cómo lo hacemos.

Nuestra necesidad de relación con otros se ve afectada también por la calidad de nuestras relaciones laborales. ¿Cómo te van las cosas en el trabajo?

- ¿Te gusta lo que haces en tu trabajo, quizás hasta el punto de experimentar una sensación de que tiene sentido?
- ¿Han dificultado tu trabajo, o interferido en él, la ansiedad, la depresión u otra dificultad?

- ¿Te parece tu trabajo apropiadamente difícil? No tan fácil que esté a punto de aburrirte pero tampoco tan difícil que te sientas abrumado por las exigencias.

Date un momento para escribir lo que has observado respecto a tu reciente relación con tu trabajo.

SALUD FÍSICA

Cada vez hay una mayor conciencia de que el cuerpo y la mente están íntimamente relacionados y se afectan mutuamente. Un estado psicológico como la ansiedad puede desencadenar una multitud de reacciones físicas (por ejemplo, tensión muscular, dolor de cabeza o malestar gastrointestinal) y de estados físicos, así como un bajo nivel de glucosa en sangre puede afectar poderosamente a nuestros pensamientos y emociones. Observemos algunas de las principales facetas de la salud física y los objetivos que puedes tener para esas áreas.

General

Puedes empezar centrándote en cómo te sientes generalmente.

- ¿Cómo es tu salud global?
- ¿Estás haciendo frente a algún tema importante de salud?
- ¿Has aplazado alguna cita con algún médico?
- ¿Han interferido en tu vida, de algún modo, tus problemas de salud?
- En general, ¿tu salud parece estar mejorando, empeorando o manteniéndose?

Movimiento

La actividad física regular es buena para casi todo. Hacer ejercicio no tiene que implicar sudar en un gimnasio; cualquier forma de movimiento cuenta y cuanto más disfrutes con ella, mejor.

- ¿Haces algún tipo de ejercicio al menos unas cuantas veces a la semana?
- ¿Cómo se siente tu cuerpo cuando lo utilizas? ¿Notas algún dolor persistente u otro tipo de dolor y pérdida de movilidad?
- ¿Cómo afecta tu estado de ánimo a tu nivel de actividad, y viceversa?

Drogas, alcohol o tabaco

Las sustancias que afectan a nuestro a sistema nervioso influyen en nuestro estado emocional y a menudo nuestras emociones afectan al uso de esas sustancias químicas.

Por ejemplo, podríamos consumir marihuana o alcohol para hacer frente al estrés relacionado con el trabajo.

- Si consumes drogas recreativas, alcohol o tabaco, ¿cómo describirías tu relación con esas sustancias?
- ¿Las tomas a menudo para remediar las emociones difíciles?
- ¿Te han llevado a algún problema, o parece algo controlable?
- ¿Hay alguien que haya intentado que reduzcas su consumo o que lo dejes?
- ¿Hay algún cambio que te gustaría hacer al respecto?

Si el consumo de drogas o de alcohol está teniendo un efecto importante en tu vida, habla con tu médico respecto a dónde encontrar ayuda profesional. Mira también la sección de recursos al final de este libro (ver página 223).

Alimentación

Los alimentos que introducimos en nuestros cuerpos pueden tener un gran impacto en cómo nos sentimos. En estos tiempo, todo el mundo parece tener su dieta favorita: paleo, sin gluten, Whole30 (paleo-extrema), cetogénica, mediterránea o South

Beach, por mencionar algunas. Algo en lo que estas dietas están de acuerdo es en que les hacemos un favor a nuestros cuerpos y nuestras mentes cuando comemos alimentos integrales, no procesados, incluyendo muchas verduras y frutas. No nos sentiremos muy bien si tomamos mucho azúcar, carbohidratos refinados y otros alimentos muy procesados.

- ¿Estás satisfecho con el tipo de comida que tomas generalmente?
- ¿Te ha sugerido algunos cambios un médico, un nutricionista o un ser querido?
- ¿Hay cambios que se supone que deberías hacer en tus hábitos nutricionales?

Dormir

El dormir y la salud emocional van de la mano. Un sueño continuo, restaurador, energiza nuestra mente y nuestro cuerpo, mientras que un sueño escaso hace lo contrario.

- ¿Cómo describirías tu sueño en general?
- ¿Tienes el descanso adecuado cada noche, o a menudo te quedas levantado hasta demasiado tarde y luego confías en la cafeína para pasar el día?
- ¿Hay algo en tus hábitos y rutinas que perturbe tu sueño, como mascotas o niños pequeños?
- ¿Tienes una dificultad crónica en dormirte o en dormir adecuadamente?
- Si hay algo que te gustaría cambiar de tu sueño, ¿qué sería?

RESPONSABILIDADES EN CASA

Cada uno de nosotros tiene tareas de las que ocuparse en la casa, como fregar los platos o cortar el césped. Piensa en tus tareas domésticas.

- ¿Sueles atrasarte en algo de lo que tienes que hacer?
- ¿Hay proyectos que querías realizar y has seguido postergándolos?
- ¿Hay algo que se interponga en el camino de las tareas pendientes?

OCIO Y TIEMPO LIBRE

La vida no consiste solo en atender nuestras responsabilidades. Necesitamos tiempo de inactividad para recargarnos y disfrutar de los frutos de nuestro trabajo.

- ¿Cuáles son las actividades favoritas que más te gusta hacer en tu tiempo libre?
- ¿El trabajo y las responsabilidades del hogar te dejan poco tiempo libre para relajarte?
- ¿Se han interpuesto en tu camino a la hora de realizar las actividades que te gustan las luchas relacionadas con tu estado de ánimo?

Asegúrate de añadir a tu lista de objetivos aquellos relacionados con las áreas comentadas aquí.

Echemos una ojeada a la lista completa de objetivos tal como la hizo Jeff, a modo de ejemplo. Observa que algunos objetivos, como hacer ejercicio, eran más específicos que otros, como encontrar un trabajo mejor.

Así quedó la lista definitiva de Jeff:

1. Quedar con amigos una vez a la semana.
2. Dormir cada noche entre siete y ocho horas.
3. Hacer ejercicio cuatro veces a la semana, durante al menos treinta minutos.
4. Encontrar un trabajo que me motive más.
5. Volver regularmente a realizar manualidades con madera.

No dudes en incluir objetivos en tu lista que requieran aclaraciones adicionales, como el objetivo «mejorar mi dieta». Es mejor ahora tener un exceso de objetivos que dejar fuera alguno que sea importante para ti.

NO ERES TÚ, ES TU SISTEMA LÍMBICO

La investigación realizada durante las últimas décadas ha ayudado a entender el papel del cerebro en la producción de nuestras emociones. Los científicos han identificado un grupo clave de estructuras cerebrales llamadas sistema límbico que subyace a la experiencia emocional. El sistema límbico incluye áreas como el hipocampo, la amígdala, el giro cingulado, el bulbo olfativo (implicado en el sentido del olfato), el tálamo y el hipotálamo.

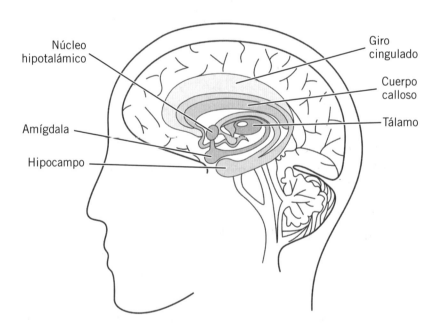

El sistema límbico desempeña un papel fundamental en la activación de la respuesta al estrés que produce el cuerpo a través del hipotálamo, que controla nuestro sistema hormonal. Gracias a nuestro sistema límbico, podemos sentir emociones intensas, evitar el peligro, formar nuevas memorias, experimentar placer y muchas otras funciones esenciales.

Se cree que el sistema límbico y algunas partes del córtex prefrontal tienen papeles complementarios, de manera que las regiones límbicas generarían emociones y la corteza prefrontal las regularía. Por ejemplo, la actividad de la amígdala aumenta cuando estamos aterrorizados, mientras que la actividad del córtex prefrontal aumenta cuando intentamos controlar nuestras emociones.

A veces, el sistema límbico puede estar desequilibrado. Por ejemplo, muchos trastornos psiquiátricos como el trastorno por estrés postraumático y el trastorno depresivo mayor se han relacionado con la hiperactividad de la amígdala.

Es fácil culparnos a nosotros mismos por nuestras dificultades emocionales. Al fin y al cabo, los afectos son nuestros sentimientos y nuestra conducta. Al mismo tiempo, a menudo exageramos el control que tenemos sobre nuestras funciones cerebrales. Cuando hemos pasado por un trauma importante, por ejemplo, probablemente experimentaremos un cambio en el hipocampo que no tiene nada que ver con nuestra voluntad ni con la fuerza de nuestro carácter.

Hay muchos factores que están fuera de nuestro control y que pueden afectar a nuestros cerebros y nuestras emociones. Por ejemplo, mis colegas y yo, en la Universidad de Pensilvania, hemos hallado que la actividad cerebral variaba con las diferencias genéticas, los estados de ánimo del momento, los cambios en el tiempo atmosférico e incluso la pobreza, como la investigación de la psicóloga Martha Farah ha mostrado. A veces estamos a merced del modo como reacciona nuestro sistema nervioso cuando es provocado.

Pero, a pesar de eso, no somos meros recipientes pasivos de nuestros estados cerebrales. Del mismo modo que las experiencias que escapan a nuestro control pueden configurar nuestro cerebro, también nosotros podemos reconfigurarlo a partir de cómo elegimos pensar y actuar. Por ejemplo, podemos literalmente cambiar la estructura de nuestro cerebro a través de la práctica regular de la meditación. Podemos también aquietar un sistema límbico hiperactivo y aumentar la actividad en regiones claves de la corteza prefrontal mediante determinados tipos de terapia.

Así que hay buenas noticias: si bien no podemos elegir el cerebro con el que nacemos ni controlar todo lo que nos ocurre, sí podemos utilizar nuestro cerebro para corregir nuestro cerebro. Cuando hagas tu trabajo de la TCC, recuerda que estás cambiando tu cerebro.

RESUMEN DEL CAPÍTULO Y DEBERES PARA CASA

Este capítulo se ha centrado en establecer tus objetivos, las metas por las que estás trabajando con la TCC. Hemos revisado los principales campos de la vida y has tenido la oportunidad de pensar qué es lo que está funcionando bien (y eso incluye tus puntos fuertes) y dónde te gustaría ver algunas mejorías. Estas áreas incluían funciones vitales básicas, como comer y dormir, así como factores de un orden más elevado, como la fe y el sentido. Aunque hemos recorrido cada área de forma independiente, estos campos se afectan mutuamente; por ejemplo, dormir más puede mejorar nuestras relaciones. A partir de este capítulo debería estar claro que el bienestar es multifacético y que necesitamos pensar holísticamente acerca de los modos de apoyar la mejor versión de nosotros mismos.

1. Emplea unos momentos para repasar lo que has aprendido en este capítulo. ¿Has descubierto algo acerca de ti mismo y de qué es lo importante para ti?

2. Asegúrate de escribir tus objetivos para que destaquen más y sean más fáciles de recordar.

3. Piensa cuidadosamente sobre los objetivos que has establecido. ¿Son inspiradores? ¿Lo suficientemente específicos? ¿Con el nivel adecuado de dificultad?

4. Te recomiendo tener tus objetivos en algún sitio que sea bien visible y repasarlos varias veces durante los días siguientes.

5. Piensa también en la posibilidad de hablar de tus objetivos con un ser querido que te apoye, tanto para tener su punto de vista como para que te sientas algo más responsable de ellos. El simple hecho de contarle a alguien tus intenciones puede aumentar la motivación para llevarlas adelante.

6. Finalmente, si piensas en algún objetivo más, añádelo a tu lista.

CAPÍTULO 3

Activa la conducta

Cuando nos llega una depresión, a menudo nos retiramos de muchas actividades a causa de la poca energía que sentimos y la falta de interés. Aunque esta respuesta es comprensible, con mucha frecuencia conduce hacia los síntomas de una depresión más grave.

La depresión de Beth comenzó tan sutilmente que ni siquiera se dio cuenta. Había estado muy ocupada con demasiadas responsabilidades nuevas en el trabajo y con el comienzo del año escolar de sus hijos. Además, su madre enfermó, lo cual añadió un nivel más de estrés y otras exigencias. Cuando empezó a sentirse agotada, dejó de realizar el ejercicio habitual para intentar conservar la energía. También hallaba difícil concentrarse, así que dejó de hacer su lectura nocturna antes de irse a dormir y rara vez se reunía ya con sus amigos. Solía salir a comer con sus compañeros de trabajo varias veces a la semana, pero ahora se quedaba en la oficina y rechazaba las invitaciones.

Ocasionalmente, Beth pasaba unos instantes los fines de semana sentada en su terraza, observando los árboles y los pájaros, y a veces veía un programa televisivo con su marido. Aparte de eso, sus días consistían casi completamente en atender sus muchas responsabilidades en el trabajo, en casa y con su madre enferma.

La depresión hizo que el mundo de Beth se redujera, como sucede en muchas personas. Su estado de ánimo empeoró, ya que hacía muy pocas cosas por placer, y empezó a verse como alguien que no podía hacer ya ejercicio ni reunirse con los amigos. Todavía podía ocuparse de las actividades del trabajo, pero hallaba poca alegría o placer en su vida y le daba la impresión de haber envejecido una década durante el año anterior. Ansiaba sentirse mejor para poder estar más activa otra vez.

Las circunstancias de Beth eran una receta perfecta para la depresión: estar sobrecargada emocionalmente y tener muy pocas actividades en las que disfrutaba. Para sentirnos bien, necesitamos un equilibrio entre actividades importantes y actividades con las que disfrutar; o, en palabras del doctor Aaron T. Beck, necesitamos «experiencias placenteras y experiencias de destreza». Si perseguimos solo lo divertido y rechazamos nuestras responsabilidades, nos falta un sentido de realización. Por otra parte, necesitamos equilibrar nuestro trabajo con el juego y la diversión. Si somos afortunados, tendremos actividades que nos proporcionen ambas cosas. Por ejemplo, algunas personas pueden encontrar el hecho de cocinar doblemente gratificante, como experiencia de la que disfrutar y como una tarea esencial para alimentar a su familia.

¿POR QUÉ EVITAMOS LAS ACTIVIDADES?

La evitación de Beth tiene sentido si tenemos en cuenta las consecuencias a corto y a largo plazo de su conducta. Por ejemplo, cuando sus compañeros de trabajo la invitan a comer, ella piensa en la energía que tendrá que reunir para conversar y en las posibles preguntas que tendrá que responder acerca de cómo está. Todo le abruma, y comer en el despacho parece seguro y predecible. Cada vez que cierra la puerta de su despacho y come sola, siente un alivio que refuerza su patrón de evitación.

Al mismo tiempo, va olvidando los aspectos positivos de comer con sus compañeros de trabajo. Aunque podría sentirse incómoda al principio, en el pasado había disfrutado realmente de las comidas en grupo. A menudo regresaba a la oficina sintiéndose energizada durante toda la tarde. Estaba perdiéndose también el apoyo que sus compañeros le ofrecerían.

INVITACIÓN A COMER		
	Efectos a corto plazo	Efectos a largo plazo
Declinar ➡	Alivio, poco esfuerzo ➡	Aislamiento, depresión
Aceptar ➡	Ansiedad, mucho esfuerzo ➡	Diversión, apoyo

Dos factores poderosos llevan a la evitación de actividades:

1. Una sensación inmediata de alivio por evitar lo que creemos que será difícil.
2. No experimentar la recompensa de involucrarnos en la actividad, por lo que disminuye nuestra motivación a realizarla.

La activación conductual está pensada para romper estos patrones.

LIDERAR LA ACCIÓN O TOMAR LA INICIATIVA

Igual que Beth, muchos de nosotros esperamos sentirnos mejor para poder volver a aquello que solíamos disfrutar. Sin embargo, es mucho más eficaz empezar gradualmente a realizar actividades gratificantes, aunque no nos apetezca. El interés en las actividades vendrá luego. Este enfoque constituye el fundamento de la activación conductual para la depresión.

Piensa en ello como comenzar un programa de hacer ejercicio. Al principio, puede que estés muy poco motivado para ir al gimnasio. Tu cuerpo quizás no está habituado a la actividad física, y acaso sientas más dolor que recompensa. Pero si eres constante, la balanza empezará a inclinarse hacia el otro lado. Comenzarás a disfrutar del ejercicio, al notar el aumento de endorfinas. Te darás cuenta de que tienes más energía, lo cual te motivará a seguir. Puede que empieces a anhelar ver a tus nuevos amigos en el gimnasio. Si hubieras esperado hasta que te apeteciese hacer ejercicio, tal vez nunca habrías comenzado. La activación conductual funciona del mismo modo.

> *La acción parece seguir al sentimiento, pero realmente la acción y el sentimiento van juntos y al regular la acción, que está bajo el control más directo de la voluntad, podemos indirectamente regular el sentimiento, que no lo está.*
>
> **William James (1911)**

ESTRATEGIAS PARA LOGRAR LOS OBJETIVOS

En el capítulo anterior has identificado tus objetivos más importantes. La activación conductual proporciona un plan sistemático que puede ser una parte fundamental a la hora de alcanzar esos objetivos.

Steve padeció una grave depresión hace cinco años y se recuperó gracias a la TCC. Después de un tiempo, tras haberla superado, tuvo que hacer frente a un cúmulo de dificultades y comenzó a sentir que podía hundirse en la depresión otra vez. Se dio cuenta de que era el momento de utilizar las técnicas que había aprendido en terapia.

PASO 1. CLARIFICAR LOS VALORES PARA CADA DOMINIO DE LA VIDA

El primer paso en la activación conductual es decidir qué es importante para nosotros en el terreno particular en el que estamos intentando cambiar algo. ¿Qué valoramos en esa área? Cuando tenemos claridad acerca de nuestros valores, es más probable que hallemos actividades gratificantes que deriven de ella.

Steve tenía varios objetivos para sus relaciones, en las que había sufrido en los últimos meses. Al pensar sobre esos objetivos, reconoció que mostrarle amor a su mujer era realmente importante para él. También valoró hacer que sus hijos se sintieran importantes y hacer planes con amigos.

Mira tus objetivos. ¿A qué terreno corresponden y qué valoras en cada una de las áreas? Puedes utilizar el *formulario de valores y actividades* (página 60) para escribir tus valores en cada área de la vida. Pasaremos a las actividades en el paso siguiente, así que de momento sáltate esos espacios en blanco.

Si ves que estás luchando por detallar tus valores, no te quedes enganchado en este paso. Siéntete libre para saltar al paso 2 y comenzar con las actividades. A veces resulta más fácil identificar los valores basándonos en lo que nos gusta hacer. Por ejemplo, podría darme cuenta, a partir de las actividades que he incluido en la lista, de que conocer a gente nueva es importante para mí. Identificar ese valor puede ayudarme a buscar otros modos de conocer a personas nuevas.

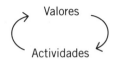

Valores

Actividades

Nuestros valores pueden ayudarnos a idear actividades que los apoyen, mientras que actividades que encontramos gratificantes pueden darnos pistas sobre lo que valoramos.

FORMULARIO DE VALORES Y ACTIVIDADES

RELACIONES

Valor:

Actividad _____

Actividad _____

Actividad _____

Valor:

Actividad _____

Actividad _____

Actividad _____

FE/SENTIDO

Valor:

Actividad _____

Actividad _____

Actividad _____

Valor:

Actividad _____

Actividad _____

Actividad _____

EDUCACIÓN Y TRABAJO

Valor:

Actividad _____

Actividad _____

Actividad _____

Valor:

Actividad _____

Actividad _____

Actividad _____

SALUD FÍSICA

Valor:

Actividad _____

Actividad _____

Actividad _____

Valor:

Actividad _____

Actividad _____

Actividad _____

RESPONSABILIDADES EN CASA

Valor:

Actividad _____

Actividad _____

Actividad _____

Valor:

Actividad _____

Actividad _____

Actividad _____

OCIO Y TIEMPO LIBRE

Valor:

Actividad _____

Actividad _____

Actividad _____

Valor:

Actividad _____

Actividad _____

Actividad _____

Puede encontrarse una copia de este formulario en: CallistoMediaBooks.com/CBTMadeSimple.

¿QUÉ SON LOS VALORES EN LA ACTIVACIÓN CONDUCTUAL?

La palabra *valor* puede significar muchas cosas distintas. En la activación conductual, se refiere simplemente a lo que es importante para ti; no es más complicado que eso. Es útil dividir tus valores en áreas de la vida para que sea más fácil reconocerlos. Recuerda que:

- Los valores no tienen un punto final y, a diferencia de los objetivos y las actividades, siguen indefinidamente.
- Tienden a expresarse en infinitivo. Por ejemplo, *ser* un buen amigo, *disfrutar* de momentos en la naturaleza o *aprender* acerca del mundo. Por el contrario, matricularse en un curso de botánica es una actividad con una finalidad.
- Los valores a menudo se relacionan estrechamente con la idea que tenemos de nosotros mismos, ya que reflejan el tipo de persona que queremos ser.
- Pueden ser tan grandiosos o tan modestos como quieras que sean.
- Los valores son personales y varían mucho entre individuos.

PASO 2. IDENTIFICAR ACTIVIDADES VIVIFICANTES

Steve pensó en las maneras en que solía mostrarle amor a su pareja cuando se sentía mejor: detalles como darle un masaje en los hombros por la noche y hacerle el desayuno los fines de semana. Empezó a hacer una lista de actividades que le gustaría llevar a cabo más a menudo.

Piensa en actividades que caen bajo cada uno de los valores que has identificado y añádelas al formulario en el que registraste tus valores. Asegúrate de que tengan una alta probabilidad de proporcionarte o distracción o un sentimiento de realización; de otro modo no hay recompensa. No dudes en poner en la lista actividades que quizás no puedas realizar en este momento; es bueno tener un orden de dificultad en tus actividades, incluyendo aquellas hacia las que tienes que llegar porque son más difíciles hoy para ti. No te preocupes si algunas de tus actividades parecen triviales; cualquier pequeño progreso cuenta en el camino hacia la recuperación.

Si te costó identificar valores en el paso 1, observa si tu lista de actividades proporciona alguna clave. Si es así, puedes utilizar los valores que identifiques para proponer otras actividades.

Ten cuidado de no minimizar la importancia de divertirte mientras estás inmerso en la activación conductual. A veces pensamos que nuestra diversión es frívola, creyendo que tenemos asuntos más serios que atender. En realidad, hallar momentos de alegría es un asunto serio y una de las mejores maneras de aliviar la depresión.

PASO 3. PUNTUAR LA DIFICULTAD DE CADA ACTIVIDAD

Algunas de las actividades que has escrito son probablemente cosas que ya haces y sientes que están bastante bien. Otras pueden parecer fuera de tu alcance en estos momentos. Y otras se encontrarán entre esos dos extremos. Me gusta utilizar una escala sencilla de puntuación de tres puntos para estos niveles de dificultad: uno para fácil, dos para moderada y tres para difícil. Pero siéntete libre de utilizar el modo de calificar que a ti te funcione bien. Lo importante es que las actividades se puntúen en relación con las demás.

Steve halló que era fácil pasar más tiempo jugando con sus hijos, mientras que salir una noche con su mujer requería un esfuerzo mayor. Sabía que tendría que planificar una salida familiar de fin de semana, algo que le parecía increíblemente complicado. Puntuó así esas actividades teniendo en cuenta eso:

ACTIVIDAD	DIFICULTAD
Jugar con los niños	1
Salida nocturna	2
Salida familiar de fin de semana	3

Recorre tu lista y puntúa cada actividad. Si te parece complicado decidir lo difícil que algo será, calcúlalo lo mejor que puedas.

PASO 4. PLANIFICAR EL ORDEN DE REALIZACIÓN

Ahora que tienes una idea más clara de lo difícil que será cada actividad, puedes planificar con cuáles empezar. No es preciso que establezcas todas las actividades en un orden jerárquico, pero elige al menos entre cinco y diez con las que empezar. De ese modo tendrás un mapa de carreteras que podrás seguir durante los próximos días y no perderás el tiempo tratando de decidir qué hacer a continuación. Siempre puedes hacer ajustes a medida que avances. Incluye actividades de diferentes áreas de la vida para obtener una variedad de recompensas.

PASO 5. PROGRAMAR LAS ACTIVIDADES EN UN CALENDARIO

Cuanto más específicos seamos en la programación y ejecución de nuestros planes, más probable será que los cumplamos:

- Elige un momento del día para cada actividad que intentas realizar y escríbelo en tu calendario. Trata de hacer corresponder la actividad con el mejor momento del día para ti. Por ejemplo, programar hacer ejercicio a primera hora de la mañana puede funcionar muy bien para una persona madrugadora, pero no tendría mucho éxito para un amante de la noche.
- Planifica al menos con un día de antelación, de manera que cuando te despiertes por la mañana sepas qué hay en la agenda para ese día.
- Programa las actividades con suficiente antelación, si su naturaleza lo exige, como cuando se trata de un viaje.
- Las tareas más grandes puede que necesites dividirlas en pasos más pequeños y programarlas teniéndolo en cuenta (ver «divide en partes las tareas grandes», en la página 69). Si eres reacio a utilizar un calendario, inténtalo y comprueba cómo funciona. La mayoría de nosotros es más probable que realicemos una tarea si hemos dedicado un tiempo específico para ello. De otro modo, es fácil seguir dejándolo para más tarde o incluso abandonar.

PASO 6. COMPLETAR LAS ACTIVIDADES

Cuando llegue el momento que has planificado para tus actividades, esfuérzate por llevarlas a cabo. Puede que sea especialmente difícil al comienzo, cuando la motivación todavía es escasa. Recuerda que cada actividad valorada que realices te acerca a tus objetivos. Antes de efectuar cada actividad, establece la intención de estar tan plenamente presente como sea posible. Por ejemplo, si estás en el gimnasio, trata de estar realmente en el gimnasio: mira lo que hay a tu alrededor, percibe lo que sientes, date cuenta de lo que oyes. Permítete estar totalmente en la experiencia. Este nivel de presencia te ayudará a aprovechar al máximo cada actividad y tiene el beneficio añadido de hacer que sea más difícil quedarte enganchado en actitudes mentales problemáticas, como la preocupación excesiva. Abordaremos estas ideas con mayor profundidad en el capítulo seis.

APLICAR LA ACTIVACIÓN CONDUCTUAL A TUS OBJETIVOS

La aplicación conductual está estrechamente relacionada con tus objetivos. Veamos cómo se conecta la estructura de este enfoque con los objetivos que has establecido en el capítulo dos.

El objetivo número uno de Steve era mejorar sus relaciones más cercanas. Al comenzar la activación conductual, se centró en actividades moderadamente fáciles que tenían que ver con los miembros de su familia y los amigos cercanos. En el proceso, se dio cuenta de que necesitaba atender sus propias necesidades para ser el marido, el padre y el amigo que trataba de ser. Por ejemplo, se percató de que era más agradable con los otros cuando había ido al gimnasio varias veces a la semana y cuando comía de manera saludable, así que añadió estas actividades a su lista.

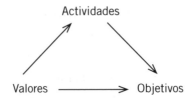

Los valores dan lugar a objetivos, y logramos esos objetivos planificando y completando actividades específicas. Piensa en cómo se relacionan tus objetivos con tus valores y tus actividades. ¿Cómo te ayudarán a lograr tus objetivos la realización de tus actividades?

CREA UN PLAN DE ACCIÓN ALREDEDOR DE LOS OBJETIVOS

La activación conductual ofrece un enfoque paso a paso para alcanzar tus objetivos. Se parece mucho al objetivo de un equipo consistente en ganar el campeonato: se necesita un plan para hacer real la meta en cada partido. Así, los objetivos que te pongas guiarán las actividades que elijas y tus actividades te llevarán hacia tus objetivos. Para Steve *ser un padre dedicado a mis hijos* era un valor que dio lugar al objetivo de *leerle un libro a mi hijo de dos años cada día*. Para llegar a esa meta, planificó la actividad específica de *leerle a mi hijo de dos años cada noche antes de irse a dormir*.

TRABAJA PROGRESIVAMENTE HACIA LOS OBJETIVOS

La activación conductual puede acercarte a tu meta final creando una serie de pasos progresivamente más difíciles. Por ejemplo, una persona podría tener como objetivo realizar ejercicio cuarenta y cinco minutos cada día, cinco veces a la semana. Un ejercicio de esa duración podría ser un nivel de dificultad tres en la activación conductual, así que una actividad intermedia podría ser un ejercicio más ligero de unos quince minutos. El éxito que logramos en los primeros pasos más fáciles establece la base para posteriores actividades más difíciles (y más gratificantes).

PIENSA HOLÍSTICAMENTE

Como Steve se dio cuenta, las áreas de nuestra vida no existen de manera aislada. Del mismo modo que los pensamientos, los sentimientos y las conductas están íntimamente relacionados, los campos de nuestra vida se cruzan:

- El estrés del trabajo o de las relaciones perturba tu sueño.
- El apoyo inquebrantable y la preocupación de un amigo fortalecen tu sentimiento de propósito y tu confianza en la humanidad.

- Las luchas con las adicciones afectan prácticamente a todas las áreas de la vida de una persona.
- Un fin de semana relajado aumenta nuestra productividad en el trabajo los lunes.

Cuando reflexiones sobre las actividades que te ayudarán a avanzar hacia tus objetivos, piensa de manera tridimensional. Por ejemplo, ¿es posible que atender tus responsabilidades domésticas afecte a tus relaciones o que alimentarte mejor te ayude a ser un trabajador más productivo? El progreso en áreas diferentes de tu vida es probable que haga que se refuercen esas áreas entre sí.

SUPERAR LOS OBSTÁCULOS

La activación conductual es uno de los tratamientos mejor establecidos para la depresión, en parte por su simplicidad. Y sin embargo esta simplicidad no quiere decir que sea fácil. Aunque tratemos de seguir los pasos anteriores, habrá veces en que no completemos nuestros planes. Cuando eso ocurra, lo primero que hay que recordar es ser compasivo con uno mismo. Recuerda que eres humano y que este trabajo es duro.

Parte de la compasión consiste en comprender cómo funcionan nuestras mentes y en crear las condiciones que nos lleven al éxito. Desde luego, podemos criticarnos e intentar utilizar la fuerza de la voluntad para ser más activos, pero hay estrategias que pueden darnos una fuerza mayor para completar nuestros planes. Veamos algunos de los enfoques más efectivos.

ASEGÚRATE DE QUE LAS TAREAS SON GRATIFICANTES

Una razón frecuente por la que no terminamos nuestras tareas es que simplemente no nos proporcionan ninguna satisfacción. Por ejemplo, puede que hayamos decidido empezar a correr de manera sistemática, pero en realidad siempre hemos odiado correr. O quizás intentemos volver a realizar actividades que solíamos disfrutar, pero nuestros intereses han cambiado.

Si descubres que no estás cumpliendo las tareas que tú mismo te propusiste, piensa en los incentivos que tienes para llevarlas a cabo. ¿Merece la pena la actividad, pero no has podido dominar la motivación para lograrlo? ¿O tu motivación es escasa porque la actividad no es adecuada para ti? Elige sustituir las actividades si decides que una tarea simplemente no compensa; por ejemplo, quizás solían gustarte las biografías y ahora te sientes más atraído por la ficción. Ve adonde tu corazón te lleve.

DIVIDE EN PARTES LAS TAREAS GRANDES

Otra razón frecuente por la que no seguimos nuestros planes es que nos parecen demasiado grandes. Tal vez estamos interesados en una actividad y la encontraríamos gratificante, pero no podemos enfrentarnos a ella.

Steve se suponía que iba a arreglar su jardín, pero de un modo u otro, no lo hacía. Se dio cuenta de que se sentía abrumado por ese trabajo, que en ese momento había crecido hasta incluir rastrillar las hojas, cortar el césped, limpiar los surcos del huerto y varias tareas más. Decidió empezar con una lista de las tareas individuales que necesitaba hacer y luego elegir una para empezar con ella. Podía limpiar los surcos, y una vez que empezó a trabajar decidió seguir con otros puntos de su lista.

El impulso es inestimable cuando estamos trabajando para ser más activos. Como Steve, para empezar podemos dividir en partes nuestras tareas, preparando así el camino para un éxito continuado. Al revisar tu lista de actividades, mira si alguna de ellas necesita ser dividida en fragmentos más pequeños. Usa tu intuición como indicador: cuando piensas en hacer una actividad, ¿tienes sensación de resistencia y de miedo? Si es así, divídela en partes más manejables. No temas hacer las partes tan pequeñas como sea necesario para poder empezar. Para el trabajo de jardinería podría ser encontrar las botas de trabajo. Lo importante es hallar el modo de avanzar, por modesto que sea el paso.

PLANIFICA ACTIVIDADES PARA MOMENTOS ESPECÍFICOS

Si has tenido que esforzarte mucho para terminar una de tus tareas, asegúrate de reservar un tiempo determinado para realizarla. A veces nos resistimos a elaborar un plan específico porque nuestro programa es incierto o nos gustaría tener flexibilidad. Pero en ocasiones puede que tengamos sentimientos mezclados acerca de una actividad, y dejar el momento abierto es un modo de darnos una salida si no nos apetece hacerla. Al poner la actividad en nuestro calendario, aumentamos nuestro compromiso de terminarla. Es una buena idea poner una alarma, para recordárnoslo cuando llegue el momento. También haz todo lo que puedas para evitar programar cosas que se superpongan a tu planificación. Haz que volver a la vida real sea una prioridad.

RESPONSABILÍZATE

Escribir tus planes y ponerlos en tu calendario son modos de responsabilizarte. También podemos ser responsables con los otros para proporcionarle un impulso adicional a nuestro cumplimiento. Las personas a las que trato a menudo dicen que tener que «informarme» a mí supone un incentivo mayor para terminar sus deberes para casa.

¿Hay alguien a quien puedas hablarle sobre una actividad que te cueste terminar? Elige cuidadosamente un compañero a quien comentarle tu responsabilidad; lo ideal sería alguien que te anime y no sea crítico ni represivo si no terminas algo. También puede ser útil tener a alguien que quiera hacer las actividades contigo, como un compañero de trabajo con el que ir a caminar en las horas de la comida. A través de la responsabilización, os animaréis mutuamente a ser coherentes.

CÉNTRATE EN LA TAREA QUE ESTÁS REALIZANDO

Cuando hemos planificado varias actividades con cierta antelación, podemos sentirnos abrumados por la lista. En lugar de sentirnos bien por realizar nuestra primera actividad, podríamos centrarnos en las otras nueve que todavía tenemos por delante. Si te sientes preocupado por las tareas futuras, recuérdate que lo único que necesitas hacer en ese momento es exactamente lo que estás haciendo. Esta focalización singular tendrá otro beneficio: ayudarte a obtener lo mejor de la experiencia, lo cual maximizará su valor como recompensa.

ATIENDE LOS PENSAMIENTOS PROBLEMÁTICOS

Como deja claro el modelo de la TCC, nuestras conductas están estrechamente relacionadas con nuestros pensamientos y nuestros sentimientos. Algunos pensamientos pueden obstaculizar la realización de las tareas que hemos planeado.

Steve se vio a sí mismo pensando: «Quizás tendría que saltarme el gimnasio esta mañana; hoy no creo que me sirva de mucho». Cuando lo pensó mejor, recordó muchas veces en las que el gimnasio había levantado su estado de ánimo. Decidió realizar su entrenamiento y hacerlo como una especie de experimento, para comprobar si podría ser realmente útil.

Otros pensamientos pueden minimizar la sensación de cumplimiento que obtenemos al terminar una tarea (por ejemplo: «Esa fácil tarea no era nada; espera a que lleguen las cosas más difíciles») y reducir así la recompensa que tenemos gracias a ello. Cada paso en la dirección correcta cuenta, de modo que trata incluso el paso más pequeño como un logro.

Si descubres que tus pensamientos interfieren en tu trabajo de activación conductual, te animo a leer el capítulo cuatro, «Identifica y rompe los patrones mentales negativos».

SUPERVISAR LAS ACTIVIDADES

Es una buena idea supervisar cómo empleas el tiempo cuando llevas a cabo la activación conductual. Puedes utilizar el formulario de «Actividades diarias» de la página 74. Hay varias ventajas en supervisar lo que hacemos:

- El hecho de prestar atención a nuestra programación puede llevarnos a ser más activos.
- Probablemente descubrirás algunos períodos en los que poder añadir actividades gratificantes.
- Podrás seguirles la pista a los progresos que hagas durante las semanas siguientes.
- Puedes utilizar el mismo formulario para la programación y para registrar tus apreciadas actividades.

RESUMEN DEL CAPÍTULO Y DEBERES PARA CASA

Este capítulo ha tratado los principios de la activación conductual, un modo sencillo y altamente efectivo de volver a engancharse a la vida y elevar nuestro estado de ánimo. Implica un plan sistemático para desarrollar actividades gratificantes, haciendo que nuestros días sean más satisfactorios y los disfrutemos más. Hemos visto también estrategias para hacer que la activación conductual te ayude a enfrentar obstáculos, algo a lo que todos somos propensos.

Las técnicas de los capítulos siguientes encajan bien con la activación conductual, como por ejemplo romper los patrones mentales negativos, conseguir evitar la postergación de lo que queremos hacer y practicar el cuidado de uno mismo.

En este momento, estás preparado para:

1. Supervisar tus actividades utilizando el formulario «Actividades diarias».
2. Seguir el plan de seis pasos para desarrollar actividades que aprecies, durante el día. Puede bastar hacer los pasos 1-4 esta semana y programar actividades para la semana siguiente.
3. Elegir una o dos actividades para realizar cada día, comenzando con las más fáciles.
4. Utilizar las estrategias ofrecidas para aumentar las probabilidades de llevarlas a cabo.
5. Seguir eligiendo actividades de tu lista y programándolas en tu calendario. Comprueba de vez en cuando que estén alineadas con tus valores.
6. Añadir actividades y valores a tu lista, cuando se te ocurran.
7. ¡Divertirte! Hazlo por ti.

ACTIVIDADES DIARIAS

Fecha de hoy: _____

HORA	ACTIVIDAD	DISFRUTE (0-10)	IMPORTANCIA (0-10)
5:00-6:00 a.m.			
6:00-7:00 a.m.			
7:00-8:00 a.m.			
8:00-9:00 a.m.			
9:00-10:00 a.m.			
10:00-11:00 a.m.			
11:00 a.m.-mediodía			
Mediodía-1:00 p.m.			
1:00-2:00 p.m.			
2:00-3:00 p.m.			
3:00-4:00 p.m.			
4:00-5:00 p.m.			

HORA	ACTIVIDAD	DISFRUTE (0-10)	IMPORTANCIA (0-10)
5:00-6:00 p.m.			
6:00-7:00 p.m.			
7:00-8:00 p.m.			
8:00-9:00 p.m.			
9:00-10:00 p.m.			
10:00-11:00 p.m.			
11:00 p.m.-me-diodía			
Medianoche-1:00 a.m.			
1:00-2:00 a.m.			
2:00-3:00 a.m.			
3:00-4:00 a.m.			
4:00-5:00 a.m.			

Mi calificación del estado de ánimo durante el día de hoy (0-10): _____

Puedes hallar una copia de este formulario *online* en CallistoMediaBooks.com/ CBTMadeSimple.

CAPÍTULO 4

Identifica y rompe los patrones mentales negativos

En el capítulo anterior nos hemos centrado en la conducta. Ahora dirigimos nuestra atención a otra habilidad fundamental en la TCC: prestar atención a nuestros pensamientos.

> Susan había tenido un año difícil. Sus responsabilidades en el trabajo habían aumentado mucho y, más o menos al mismo tiempo, descubrió que su marido le había sido infiel. Como consecuencia, su sueño había sido muy deficiente durante muchos meses y ahora se sentía abrumada y deprimida.
>
> En su reciente reunión para revisar el rendimiento, Susan quedó abatida al oír que su jefe pensaba que su rendimiento estaba decayendo. Habló de ello con su amiga Cathy durante el descanso para comer y se sintió avergonzada cuando comenzó a llorar. «La vida en mi hogar es un desastre, en el trabajo estoy fallando; me siento totalmente inepta», decía.
>
> A medida que fueron hablando, Cathy ayudó a Susan a tener en cuenta aspectos de la situación que ella no había sopesado. Por

ejemplo, le recordó que había tenido grandes responsabilidades porque estaba tan bien considerada en su trabajo y por ello la habían ascendido. Esa conversación ayudó a Susan a tener una perspectiva nueva que fortaleció su estado de ánimo.

En este capítulo te invito a ser como la amiga de Susan, pero contigo mismo. Puedes hacerlo escuchando realmente lo que te dices, lo cual te dará la oportunidad de descubrir algunas mentiras y semiverdades que tienen poderosos efectos sobre tus emociones.

Es mucho más fácil detectar los errores en el pensamiento de otro que en el propio. Si los papeles se hubieran invertido, Susan no habría tenido problema en señalar cómo Cathy lo estaba haciendo mucho mejor de lo que ella creía. Tendemos a tener puntos ciegos respecto a nuestro propio pensamiento, de modo que introduciré un enfoque estructurado para monitorizar y poner en cuestión nuestros patrones mentales negativos.

EL PODER DE LOS PENSAMIENTOS

Para ser algo que no se puede ver, oír ni medir, los pensamientos tienen un poder increíble. Nuestro estado de ánimo durante todo un día puede condicionar totalmente cómo interpretamos una simple decepción. Los pensamientos pueden tener también un profundo efecto sobre nuestra conducta y afectar al hecho de si perdonamos o nos vengamos, si nos comprometemos o nos retiramos, si perseveramos o abandonamos. Sin importar las dificultades que hayas tenido, es muy probable que tus pensamientos hayan desempeñado un papel, ya sea provocando tu angustia o prolongándola.

En la TCC, estos pensamientos angustiantes se llaman pensamientos automáticos negativos, porque llegan sin ningún esfuerzo por nuestra parte. Es como si nuestra mente a su vez tuviera su propia mente y algunos desencadenantes espolearan estos tipos de pensamientos automáticos. Del mismo modo que nuestros pensamientos pueden causarnos sufrimiento innecesariamente, también pueden ayudarnos a sanar si los aprovechamos para que trabajen a nuestro favor. Se trata de controlarlos para poder utilizarlos. Como veremos en este capítulo y en el siguiente, no solo podemos detener nuestros pensamientos para que no nos desgarren, sino que también podemos emplearlos para fortalecernos.

Volvamos a Susan, quien tiene un día duro. En su trayecto a casa desde el trabajo, bajo la lluvia, chocó cuando ya le quedaba poco para llegar. Después de arreglar el papeleo con el otro conductor, que por cierto no estaba demasiado contento de lo ocurrido, se sentó en su coche e hizo lo que todos nosotros hacemos cuando nos ocurre algo perturbador: pensar en ello.

Y su primer pensamiento fue: «Otro lío en el que me he metido; ahora me subirán el precio del seguro». Y entonces vino a su mente la imagen de su amiga Cathy y se preguntó qué le diría a Cathy si esta hubiera provocado un pequeño accidente. Susan, desde luego, no le hablaría con la voz interior que se dirigía a sí misma. Se imaginaba diciéndole a su amiga: «Estaba lloviendo y tenías prisa por llegar a casa después de un largo día de trabajo. Eres humana. No te castigues».

Susan sintió cómo su frente se relajaba mientras miraba por la ventanilla, golpeada por la lluvia. «Quizás Cathy tenía razón —pensó—. Quizás lo estoy haciendo mejor de lo que creo». Incluso se sonrió a sí misma un poco al recordar lo malhumorado que estaba el hombre con el que había chocado. Se sintió orgullosa de sí misma por haber mantenido la compostura con él mientras intercambiaban la información de los seguros. Vio que su actitud positiva había hecho que el hombre suavizase su tono áspero. «Creo que he manejado eso bien», pensó para sí misma mientras seguía conduciendo hacia su casa.

A menudo, nuestros pensamientos nos son útiles, ya que nos ayudan a tomar buenas decisiones. Otras veces, nuestro pensamiento se distorsiona. Los psicólogos han demostrado que muchos sesgos son inherentes a la mente humana y estos sesgos pueden ser especialmente pronunciados cuando estamos experimentando estados emocionales extremos, como rabia o depresión.

Por ejemplo, puedo creer que alguien está intentando ponerme en evidencia, cuando de hecho sus intenciones son completamente benévolas. Cuanto más a menudo cometamos estos errores de pensamiento, más probable será que experimentemos estados como una importante ansiedad. Pensemos un plan para identificar estos errores y tratarlos.

CÓMO IDENTIFICAR LOS PENSAMIENTOS PROBLEMÁTICOS

Sería más fácil captar nuestros patrones de pensamiento negativos si se anunciaran a sí mismos: «¡Eh, aquí viene un pensamiento muy negativo; no lo tomes en serio!». Desgraciadamente, tendemos a suponer que nuestros pensamientos reflejan una postura imparcial sobre la realidad. Ideas como «soy un desastre» parecen tan objetivas como «la Tierra es redonda».

Por esto, tenemos que ser más listos que nuestros pensamientos. Por fortuna, nuestras mentes no solo producen pensamientos, también tienen la capacidad de darse cuenta y de valorarlo. Pero ¿a qué pensamientos de la corriente continua de nuestra mente deberíamos prestar atención?

Hay varias claves para detectar cuándo hacen acto de presencia los pensamientos problemáticos:

Sientes un cambio súbito hacia una emoción negativa. Quizás de repente te sientes desanimado o experimentas un golpe de ansiedad. Tal vez notas una sacudida de resentimiento. Si prestamos atención a esos momentos, probablemente descubriremos los pensamientos que provocan el cambio emocional.

Puede darte la impresión de que eres incapaz de sacudirte un sentimiento negativo. Estar atrapado en un estado emocional sugiere que hay patrones mentales que lo mantienen. Por ejemplo, podrías percatarte de que has estado irritable toda la mañana o que has arrastrado una sensación de miedo profundo durante buena parte del día. Muy probablemente hay pensamientos que alimentan esos sentimientos.

Te esfuerzas para actuar en pos de tus objetivos. Quizás no puedes lograr seguir los planes que has hecho o sigues buscando razones para no hacer frente a tus miedos. Por ejemplo, un estudiante puede seguir aplazando una redacción, impulsado por el pensamiento: «No se me va a ocurrir nada bueno». En contraste, los pensamientos correctos pueden impulsarnos a la acción.

A veces la respuesta será obvia cuando nos preguntamos qué estamos pensando. Otras veces no resultará evidente de manera inmediata. He aquí algunos consejos para descubrir qué estamos pensando:

1. Recuerda que los pensamientos pueden referirse al pasado, el presente o el futuro.
   - Pasado: «Me comporté como un idiota».
   - Presente: «Estoy haciendo fatal esta entrevista».
   - Futuro: «Voy a enfermar con todo este estrés».

2. Concédete el espacio necesario para identificar lo que pasa por tu mente, lo cual podría implicar:
   - Hallar un lugar tranquilo para pensar un momento.
   - Cerrar los ojos y visualizar lo que ha ocurrido.
   - Hacer unas cuantas respiraciones lentas.

ERRORES DE PENSAMIENTO

Los psiquiatras Aaron T. Beck y David D. Burns, entre otros, han desarrollado listas de errores de pensamiento llamados «distorsiones cognitivas». Aquí se recogen algunos de los más frecuentes.

ERROR DE PENSAMIENTO	DESCRIPCIÓN	EJEMPLO
Pensar en blanco y negro.	Ver las cosas de manera extrema.	«Si me sale mal este examen, soy idiota».
Deberías.	Creer que el modo como queremos que sean las cosas es como deberían ser.	«Debería ser más paciente».
Generalización excesiva.	Creer que un caso se aplica a todas las situaciones.	«No sé la respuesta a esta primera pregunta del examen, así que probablemente tampoco sabré las demás respuestas».
Catastrofismo.	Pensar que una situación es mucho peor de lo que es.	«Un cliente se puso furioso conmigo hoy, así que mi jefe me despedirá».
Descalificación de lo positivo.	Minimizar la evidencia que contradice los propios pensamientos automáticos negativos.	«Ella dijo ''sí'' cuando le pregunté solo porque sintió pena de mí».
Razonamiento emocional.	Suponer que nuestros sentimientos transmiten información útil.	«Mi nerviosismo por el vuelo significa que hay muchas posibilidades de que el avión se estrelle».

ERROR DE PENSAMIENTO	DESCRIPCIÓN	EJEMPLO
Adivinación.	Hacer predicciones basadas en información escasa.	«A la compañía de alquiler no le quedarán coches».
Lectura de la mente.	Suponer que sabemos lo que otro está pensando.	«Probablemente pensarán que parezco idiota al no conseguir cargar las diapositivas».
Personalización.	Pensar que sucesos que no tienen nada que ver con nosotros se refieren realmente a nosotros.	«Parece enfadada probablemente por algo que hice».
Tener derecho.	Esperar conseguir un cierto resultado a partir de nuestras acciones o nuestra posición.	«Con todo lo que he trabajado merezco un ascenso».
Felicidad subcontratada.	Dejar a factores externos la última palabra respecto a nuestras emociones.	«No puedo ser feliz a menos que otros me guarden el respeto que merezco».
Falsa sensación de impotencia.	Creer que tenemos menos poder del que realmente tenemos.	«De nada sirve buscar trabajo; nadie va a contratarme».
Falso sentido de responsabilidad.	Creer que tenemos más poder del que realmente tenemos.	«Si fuese mejor orador, nadie bostezaría durante mis conferencias».

3. Ten en cuenta que los pensamientos pueden llegar como impresiones o imágenes en lugar de como palabras. Por ejemplo:

- Imaginar que pierdes el tren de tus pensamientos y te quedas en blanco ante la audiencia.
- Imaginar que sufres un accidente mientras conduces.
- Tener una vaga sensación de ser, de algún modo, incapaz o inadecuado.

REGISTRAR TUS PENSAMIENTOS

Si eres nuevo en la TCC o hace mucho que la practicaste, te recomiendo emplear cierto tiempo en registrar tus pensamientos y sus efectos antes de comenzar a desafiarlos. No te sorprendas, pues, si espontáneamente empiezas a corregir tu modo de pensar simplemente por ser más consciente de tus pensamientos. Nuestra mente tiene una mayor facilidad en reconocer aquello que no es cierto una vez que nos vamos dando cuenta de las historias que nos contamos a nosotros mismos. Generalmente suponemos que los sucesos provocan emociones o acciones, sin tener en cuenta la interpretación que nosotros hacemos. En la TCC, trabajamos para identificar los pensamientos que se producen entre un suceso y una emoción o una conducta.

Cuando Susan tuvo su decepcionante revisión de rendimiento, fue consciente de:

Suceso		Emoción
Revisión crítica	➡	Tristeza

Pero la revisión *per se* no tenía el poder de afectarla emocionalmente. Fue la interpretación que hizo de lo que implicaba la revisión lo que la llevó a su respuesta emocional:

Suceso	Pensamiento	Emoción
Revisión crítica ➡	«Estoy estropeándolo todo» ➡	Tristeza

La emoción que Susan sintió tiene todo el sentido una vez que sabemos cuáles fueron sus pensamientos. Podemos examinar también la relación entre los pensamientos y las conductas. Por ejemplo, podríamos intentar salir más, pero rechazamos una invitación para salir con un amigo. Esta secuencia podría ser algo así:

Suceso	Pensamiento	Conducta
Invitación a salir ➡	«Probablemente no tendré nada que decir» ➡	Rechazar la invitación de un amigo

Cuando encuentres desafíos emocionales en los próximos días, usa esta plantilla para registrar tus pensamientos. Puedes encontrar un formulario en blanco en CallistoMediaBooks.com/CBTMadeSimple.

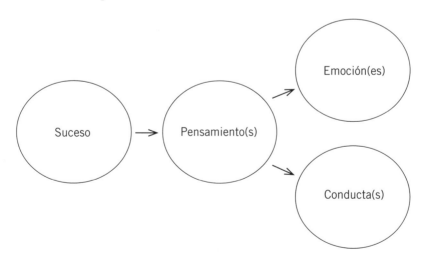

Ten en cuenta que identificar los pensamientos implica práctica. Aunque podemos mejorar rápidamente, siempre hay espacio para crecer en la visión de lo que nuestras mentes son capaces de hacer. Nuestros pensamientos pueden tener más poder incluso, cuando tenemos en cuenta el modelo de la TCC de los pensamientos, los sentimientos y las conductas. Recuerda que cada uno de esos componentes afecta a los demás, de modo que los sentimientos y las conductas que nuestros pensamientos promueven afectarán a su vez a nuestros pensamientos. Así, un único pensamiento negativo puede amplificarse porque sus efectos reverberan a través de nuestros sentimientos y nuestras conductas.

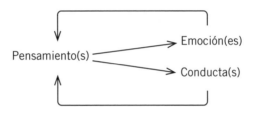

LLEGAR AL FONDO DE TUS PENSAMIENTOS

A veces cuando creemos que hemos identificado un pensamiento automático negativo, no estamos seguros de por qué nos molesta. Por ejemplo, imagina que te estás vistiendo por la mañana y cuando te miras al espejo te parece que la camisa te queda demasiado pequeña. Tu estado de ánimo cae drásticamente y te cambias de ropa. Cuando te das cuenta de lo que ocurre, vuelves a pensar en el suceso y escribes:

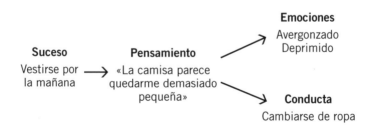

Es difícil comprender cómo este pensamiento te llevó a sentirte avergonzado de ti mismo y deprimido. Además, no parece que haya ningún error en pensar que necesitas una camisa más grande. Si parece haber un desajuste entre un pensamiento y sus efectos, podemos utilizar la «técnica de la flecha descendente» para buscar el verdadero pensamiento automático negativo. Muy probablemente hay una creencia más molesta que está afectando a tus sentimientos y tus acciones.

Con la técnica de las flechas descendentes, exploramos las implicaciones de nuestros pensamientos: ¿qué significa? En este ejemplo, preguntaríamos qué significa que tu camisa parezca quedarte demasiado pequeña. El nombre de la técnica procede de la flecha descendente que dibujamos al trazar la línea del pensamiento:

Pensamientos

«La camisa parece quedarme demasiado pequeña»,
lo cual significa que...

«He estado comiendo demasiado»,
lo cual significa que...

«No tengo disciplina»,
lo cual significa que...

«Nunca consigo mis objetivos»

Observa que con cada flecha descendente llegamos a pensamientos cada vez más angustiantes, los dos últimos verdaderamente descorazonadores. Ahora es más fácil comprender el hecho de sentirse avergonzado y deprimido. Puedes utilizar la técnica de las flechas descendentes cada vez que necesites profundizar para identificar un pensamiento negativo automático.

TEMAS FRECUENTES EN NUESTROS PENSAMIENTOS

Diferentes tipos de pensamientos llevan a diferentes patrones de emoción y de conducta. Por ejemplo:

TEMAS	PENSAMIENTO	SENTIMIENTO	CONDUCTA
Desesperanza.	«Nunca volveré a sentirme bien».	Depresión, inutilidad, incapacidad, pérdida.	Retirada.
Amenaza.	«Voy a suspender este examen».	Ansiedad, peligro, incertidumbre.	Autoprotección.
Injusticia.	«Me ha tratado injustamente».	Ansiedad, maltrato, atropello.	Contraataque.

Las emociones que sentimos proporcionan una clave importante respecto al tipo de pensamiento que tenemos. Por ejemplo, sentirse enfadado sugiere que creemos que hemos sido maltratados. Ejemplos de pensamientos típicos en situaciones diferentes son los siguientes:

Ansiedad	«¿Y si enfermo o sufro algún daño y no puedo trabajar más?», «La gente me verá sonrojado y pensará que soy idiota», «Es peligroso sufrir un ataque de pánico mientras se conduce».
Depresión	«No puedo hacer nada bien», «Decepciono a todo el mundo», «La gente estaría mejor sin mí».
Rabia	«Aquí nadie más asume su parte», «Me trata como si yo fuera idiota», «Me han tratado muy injustamente».

ROMPER LOS PATRONES DE PENSAMIENTO NEGATIVO

Una vez que sabes reconocer los pensamientos que están relacionados con las emociones negativas, se trata de mirarlos más de cerca.

George es un estudiante graduado en Psicología. Impartió su primera clase el semestre pasado y quedó muy decepcionado al leer varios comentarios negativos sobre su modo de enseñar en las evaluaciones de su curso. Su impresión después de leer las valoraciones fue que la mayoría eran muy críticas. Como consecuencia, comenzó a cuestionar su preparación para proseguir su sueño de llegar a ser profesor universitario. Sin embargo, cuando leyó las valoraciones una segunda vez, contó una ratio de 10:1. Solo un comentario negativo de cada diez. También se dio cuenta de que la mayoría de los comentarios negativos eran aspectos de los que ya se había percatado y que podría trabajar para mejorarlos, como ser un profesor más dinámico. «Quizás todavía hay esperanza para mi carrera académica», pensó.

La principal estrategia para romper los patrones de pensamiento negativos es comparar nuestros pensamientos con la realidad. ¿Nos estamos diciendo algo razonable, o son nuestros pensamientos un mal reflejo de la situación real? No te preocupes de si tendrás que ponerte gafas de color rosa y engañarte para creer que las cosas son mejor de lo que son. Solo vamos a ver si nuestros pensamientos están alineados con la evidencia.

BUSCA CUÁLES SON LOS HECHOS

La serie siguiente de pasos te permitirá identificar posibles errores en tu pensamiento.

Paso 1. Busca la evidencia que apoye tu pensamiento

¿Hay razones auténticas para creer tus pensamientos negativos? En el caso de George, tenía unas pocas valoraciones críticas que apoyaban su pensamiento respecto a ser un mal docente. Ten cuidado en este paso para ser lo más objetivo posible no te saltes la evidencia disponible ni la filtres a través de lentes negativas.

Paso 2. Busca la evidencia que no apoye tu pensamiento

¿Hay algo que tu pensamiento ignore, como George ignoraba el predominio de valoraciones positivas? O quizás reconocías la otra parte de la evidencia pero la minimizabas, del mismo modo que George sabía que tenía comentarios positivos pero pensó que eran «solo unos pocos» y que «trataban de ser amables». Contar el número de valoraciones positivas y de valoraciones negativas le dio un criterio objetivo. También puedes pensar qué le dirías a un amigo en tu situación. ¿Qué señalarías que pudiera haber olvidado?

Paso 3. Busca posibles errores en tu pensamiento

A continuación, compara tu pensamiento original con la evidencia que hayas reunido. ¿Encuentras algunos errores, como los recogidos en la lista de la página 82? Observa también si habías captado los hechos correctamente, pero malinterpretaste su significado. Por ejemplo, George estaba en lo cierto en cuanto a que necesitaba mejorar su modo de enseñar, pero tenía un pensamiento catastrofista cuando supuso que eso quería decir que estaba acabado y no tenía posibilidad de llegar a ser un buen profesor. Pregúntate, pues, si tu pensamiento significa lo que has asumido. Si es cierto, ¿es tan malo como parece? Escribe los errores que hayas descubierto.

Paso 4. Identifica un modo más adecuado
y útil de ver la situación

¿Cómo puedes modificar tu primer pensamiento para hacerlo más coherente con la realidad? Ten cuidado de proponer un pensamiento que esté apoyado por los hechos, en lugar de una autoafirmación genérica o un mero rechazo del pensamiento automático. Por ejemplo, George podría intentar contrarrestar sus pensamientos automáticos negativos referentes a su modo de enseñar diciendo: «Soy realmente un profesor asombroso», pero ese pensamiento tiene poco peso, porque no es más que una opinión y no es que él lo crea realmente. Recuerda, no hace falta intentar engañarte con un pensamiento mejor. Simplemente sigue los hechos y escribe el modo alternativo de pensar.

Paso 5. Observa y registra cualquier efecto que tenga el pensamiento nuevo sobre tus sentimientos y tus conductas

Al practicar nuevos modos de pensamiento, comenzaremos a experimentar cambios en nuestros sentimientos y nuestras conductas. Toma nota de todos los efectos de los que seas consciente. Como siempre, sé sincero contigo mismo, aunque eso implique decir que no has observado ninguna mejoría en tus sentimientos y en tus conductas. Será valioso saber qué es lo que funciona para ti y qué lo que no funciona. El ejemplo siguiente ilustra cómo Kayla, trabajadora y madre de cuatro hijos, utilizó este enfoque cuando olvidó llamar a su madre el día que cumplía sesenta y cinco años.

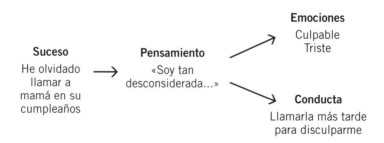

Al comienzo, es mejor seguir la estructura del ejercicio escrito. Con la práctica, podemos prescindir del registro formal de nuestros pensamientos y simplemente captar y corregir nuestro pensamiento incorrecto en tiempo real.

RESUMEN DEL CAPÍTULO Y DEBERES PARA CASA

Este capítulo ha introducido las habilidades fundamentales de reconocer y romper nuestros patrones de pensamiento negativos. Has aprendido a buscar claves y a escuchar cuidadosamente para descubrir qué te dice tu mente. También hemos visto un plan para verificar esos pensamientos en la realidad.

Con la práctica, probablemente hallarás temas recurrentes que aparecen en tus pensamientos. Estos temas evidencian creencias subyacentes que dan lugar a los pensamientos automáticos negativos, un tema que analizaremos en el capítulo siguiente.

De momento, te invito a seguir los pasos siguientes:

1. Presta atención a las claves que pueden estar funcionando en los pensamientos automáticos negativos (por ejemplo, una caída repentina del estado de ánimo).

2. Practica registrar los pensamientos automáticos negativos utilizando el formulario de la página 94.

3. Sigue la técnica de las flechas descendentes cuando necesites desentrañar tus verdaderos pensamientos angustiosos.

4. Una vez que te sientas cómodo identificando tus pensamientos, utiliza el plan de cinco pasos para empezar a comprobar lo correctos que son.

5. Cuando vayas teniendo experiencia en captar y clarificar tus pensamientos, empieza a hacerlo en el momento, sin tener que escribirlos.

6. Vuelve a la técnica de escribirlo todo cuando lo necesites para los pensamientos más difíciles o para afinar tu práctica.

Evidencia a favor de mi pensamiento	Evidencia en contra de mi pensamiento
• Olvidé llamar a mi madre en un aniversario muy especial.	• Hace años también olvidé mandarles a mis padres una tarjeta de felicitación para su cumpleaños.
• A menudo preparo cosas hermosas para el cumpleaños de mis amigos.	• Tuve que llevar a mi hija enferma al médico el día del cumpleaños de mi madre.
• No siempre me acuerdo de las ocasiones especiales de mis amigos.	• Estoy muy atenta ahora por haber podido herir los sentimientos de mi madre.
	• Pensé llamarla en su cumpleaños, pero no cuando podía hacerlo.

¿Hubo errores en tu pensamiento?

Generalización excesiva – Supongo que este error me define como persona.

¿Cuál sería un modo más adecuado y útil de considerar la situación?

Estaba muy ocupada entre el trabajo y la enfermedad de mi hija, y en verdad intenté llamar a mi madre. En el futuro, puedo ponerme recordatorios para que sea más difícil olvidarme, pero el fondo de la cuestión es que no se trata del fin del mundo y mi madre fue muy comprensiva cuando la llamé.

¿Cuáles son los efectos del nuevo pensamiento?

No me siento culpable ni triste y me hizo bien recordar las cosas amables que hago por los otros.

Evidencia a favor de mi pensamiento	Evidencia en contra de mi pensamiento

¿Hubo errores en tu pensamiento?

¿Cuál sería un modo más adecuado y útil de considerar la situación?

¿Cuáles son los efectos del nuevo pensamiento?

Hay copia de este formulario en: CallistoMediaBooks.com/CBTMadeSimple.

CAPÍTULO 5

Identifica y cambia tus creencias centrales

En el capítulo cuatro hemos visto los modos de descubrir y cambiar nuestros pensamientos automáticos negativos. Si eres nuevo en la TCC, te recomiendo absolutamente leer ese capítulo antes de seguir con este. A continuación vamos a explorar aquello que guía esos pensamientos negativos. ¿Por qué nuestras mentes producen esos patrones mentales tan rápidamente y con tan poco esfuerzo? Profundizaremos en la naturaleza de nuestros procesos mentales y hallaremos que hay creencias profundamente arraigadas que subyacen a nuestros pensamientos cotidianos y que podemos modificarlos mediante la TCC.

—¿Te importa abrocharme la cremallera? —le preguntó Maura a Simon mientras se preparaban para la fiesta.

—Ya está —le dijo al subirle la cremallera y fijarla al final.

Maura se giró para inspeccionar su vestido en el espejo y Simon pensó con una pizca de irritación: «Un 'gracias' estaría bien». Más tarde, cuando estaban saliendo, Simon le preguntó a Maura si quería que llevara la ensalada que ella había hecho.

—Oh, claro —contestó, y una vez más Simon se sintió ligeramente molesto. Parecía mezquino insistir en que dijera «por favor» y «gracias», pero Simon sintió que el pequeño favor que le hacía a Maura no era apreciado. Resistió el impulso de decir un sarcástico «de nada» cuando llevó la ensalada al coche.

Otras veces, Simon siente que su mujer no ve lo duramente que trabaja ni sabe lo estresante que es su trabajo. La ve completamente absorta en la vida de sus hijos y se da cuenta de que le queda poco tiempo y poca atención para él. Cuando se hizo más consciente de esos pensamientos y esos sentimientos, empezó a ver sentimientos similares hacia sus hijos, así como en su trabajo. Un día se le ocurrió: «Espera un momento, ¿no será que tengo una tendencia a creer que la gente me ignora?».

Simon estaba empezando a reconocer la existencia de una creencia central. La psicóloga Judith S. Beck (hija del doctor Aaron T. Beck) define las creencias fundamentales como «el nivel más básico de la creencia; son globales, rígidas y demasiado generalizadas». Dicho de otro modo, las creencias centrales constituyen el sustrato de cómo vemos el mundo.

El concepto de una creencia central (o fundamental) capta la idea de que nuestros pensamientos automáticos negativos no suceden al azar. Cuando prestamos atención a lo que nuestras mentes hacen, hallamos temas que recurren una y otra vez. Los temas específicos varían en cada uno de nosotros; nuestras respuestas típicas a las situaciones que los desencadenan revelan el núcleo de nuestras propias creencias.

Un núcleo de creencias es como una emisora de radio: las canciones pueden diferir, pero pertenecen al mismo género: *country*, *jazz*, *hip-hop* o clásico, por ejemplo. Cuando sintonizas una emisora, sabes qué tipo de canciones puedes esperar. Del mismo modo, nuestras creencias fundamentales indican qué pensamientos es predecible que surjan. Por ejemplo, el núcleo de las creencias de

Simon, consistente en no sentirse valorado, desencadenaba pensamientos automáticos negativos acerca de la falta de gratitud de los demás.

Al observar los «temas» que tu mente interpreta a menudo, descubrirás con qué frecuencia estás sintonizado. Con la práctica, puedes desarrollar la capacidad de cambiar de emisora.

¿POR QUÉ TENEMOS UN NÚCLEO DE CREENCIAS CENTRALES?

Nuestros cerebros tienen que procesar una increíble cantidad de información. Imagina que estás caminando por una ciudad grande buscando un restaurante en el que has quedado con un amigo. Al entrar en el local, tus sentidos se verán bombardeados por incontables estímulos: personas de pie, otras sentadas, varias salas, etc. Si tuvieras que procesar conscientemente cada estímulo, te costaría mucho tiempo orientarte en el lugar.

Por fortuna, nuestra mente contiene «mapas» que nos ayudan a darle un sentido rápidamente a la situación, suponiendo que no sea la primera vez que estamos en un restaurante. Sabemos que la persona que nos saluda es el metre, así que le explicamos que estamos esperando a un amigo que llegará pronto. Tampoco nos sorprendemos cuando el camarero nos ofrece una hoja de papel una vez que nos hemos sentado, ya que sabemos que indicará lo que podemos comer y beber, así como el precio de cada cosa. Toda la comida se desarrollará de una manera previsible, hasta pagar la cuenta y despedirnos del metre a la salida.

Este ejemplo muestra que nuestros cerebros desarrollan atajos basados en el aprendizaje anterior. Una vez que tenemos conocimiento de una experiencia determinada, podemos navegar de manera eficiente. Esta capacidad pone de manifiesto que aportamos conocimiento organizado a la experiencia, confiando en un modelo interno que guía nuestra conducta.

Los psicólogos cognitivos llaman a estos modelos internos «esquemas» o «guiones». Si prestas atención durante el día, te darás cuenta de muchos de los guiones que sigues: prepararte para el trabajo, cocinar, conducir el coche y comprar en el supermercado, por mencionar unos cuantos. Estos guiones dan lugar a respuestas automáticas que a menudo ni siquiera requieren un pensamiento consciente, como cuando conduces un coche de manera segura, aunque estés escuchando la radio.

Exactamente del mismo modo, nuestras mentes desarrollan estructuras que nos ayudan a gestionar las situaciones potencialmente difíciles, como el rechazo, el éxito, el fracaso, etc. Por ejemplo, si experimentamos un pequeño fracaso, como perder el tren y llegar tarde a una cita, podemos pensar que somos irresponsables y responder con sentimientos de culpa y remordimiento. Podemos comenzar el encuentro de manera dubitativa y con palabras y actitudes que sugieren no solo «lo siento» sino también «he hecho algo mal». Estos pensamientos, estos sentimientos y estas conductas brotan de la creencia central de ser inadecuado. Llegar tarde a la cita no produce la creencia, sino que más bien la confirma: «Ves, aquí hay otro ejemplo de mi defecto».

Tener una creencia central distinta daría lugar a un conjunto muy diferente de respuestas. Si creo, en un nivel básico, que soy una persona valiosa y digna, puede que vea mi retraso como algo lamentable, pero no como algo indicativo de lo que valgo en general. Desde luego, experimentaré menos estrés en mi viaje al trabajo, ya que mi valor como ser humano no depende de si llego a tiempo. Incluso si mi jefe me señala que he llegado tarde, eso no tendrá un impacto importante en el modo como me siento conmigo mismo.

A veces nuestras creencias centrales se revelan a través de lo que suponemos que los otros piensan de nosotros y cómo creemos que nos ven. Este proceso es una especie de «proyección» porque proyectamos nuestras creencias acerca de nosotros mismos en los demás. Por ejemplo, si cometo un error y supongo que la gente cree que soy un desastre tremendo, puede que lo que suceda es que me veo a mí mismo como un verdadero desastre. Prestar atención a lo que supones que otros creen que es cierto acerca de ti puede ayudarte a revelar tus creencias centrales.

IDENTIFICAR TUS CREENCIAS CENTRALES

Reflexiona sobre los pensamientos automáticos negativos que te vienen a menudo. ¿Notas algunos mensajes recurrentes? Puedes revisar algunos de los temas comunes que llevan a emociones y conductas específicos, por ejemplo, los sentimientos de pérdida conducen a pensamientos depresivos (ver el capítulo cuatro, página 88).

Si has trabajado en identificar y cambiar tus pensamientos automáticos, puedes apuntar estos pensamientos en los anillos exteriores de la figura que se muestra a continuación.

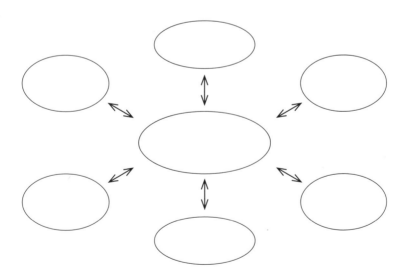

Al considerar estos pensamientos automáticos, ¿encuentras una creencia común que los una a todos? Si es así, escríbela en el espacio del centro. Por ejemplo: Esther tenía mucha ansiedad en relación con su salud y completó la creencia central en el diagrama que sigue:

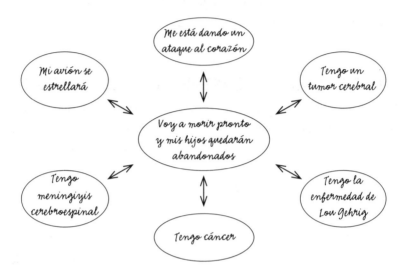

Cuando Esther volaba en avión, por ejemplo, interpretaba cada turbulencia como señal de un accidente inminente. Podía esperarse que muchos aterrizajes seguros debilitarían su miedo a volar, ya que proporcionan evidencia contra ese miedo. Sin embargo, las creencias centrales actúan como un filtro que solo deja entrar información que confirme nuestras creencias. Cada vez que Esther volaba, tenía pensamientos automáticos como «¡estamos perdiendo altitud!» que le hacían pensar que había escapado por poco de una muerte prematura. En lugar de sentirse más segura, se quedaba con la convicción de que la próxima vez podría no tener tanta suerte.

Como Esther aprendió, las creencias centrales y los pensamientos automáticos actúan de manera que se perpetúan, siendo cada uno de ellos a la vez causa y consecuencia de lo otro. A medida que te haces más consciente de tus propios patrones de pensamiento, mantente atento a los casos en los que tus creencias centrales interfieren en una postura objetiva sobre la realidad. Este proceso exige prestar mucha atención a la presencia de errores de pensamiento en situaciones específicas, teniendo cuidado de no creer todo lo que nuestras mentes nos dicen.

Recuerda que las creencias centrales negativas pueden permanecer latentes cuando te encuentras bien y emerger cuando estás preso de una emoción intensa. Es especialmente probable que quienes son propensos a la depresión muestren un aumento de las creencias negativas cuando experimentan un estado de ánimo negativo, lo que eleva el riesgo de episodios futuros de depresión. Afortunadamente podemos entrenar nuestras mentes para protegernos contra las recaídas, tal como muestran los individuos que han utilizado la TCC, en quienes se aprecia un menor aumento de pensamientos negativos durante los estados de ánimo bajos.

Puedes utilizar también la técnica de la flecha descendente (te la mostré en el capítulo cuatro, página 87) para obtener tus creencias centrales. A cada paso, pregúntate qué implicaría si tu pensamiento fuera cierto.

Esther utilizaba la técnica de la flecha descendente para examinar las implicaciones de su pensamiento automático acerca de tener cáncer:

Pensamientos

«Tengo cáncer»,
lo cual significa que…

«No hay cura»,
lo cual significa que…

«Voy a morir pronto»,
lo cual significa que…

«Voy a dejar a mis hijos sin madre»

Puedes utilizar la técnica de la flecha descendente para explorar tus propias creencias centrales.

¿DE DÓNDE PROCEDEN NUESTRAS CREENCIAS CENTRALES?

Algunos de nosotros podemos tener tendencia a desarrollar creencias centrales negativas a partir simplemente de los genes que heredamos. Una parte significativa de la tendencia a experimentar emociones negativas (lo que los investigadores de la personalidad denominan «neuroticismo») depende de nuestros genes y la investigación ha demostrado que las creencias centrales están relacionadas con nuestros niveles de neuroticismo. Es poco probable que las diferencias genéticas expliquen las creencias centrales específicas que mantenemos. Estas creencias particulares dependen de nuestras experiencias vitales.

Sophie está luchando constantemente con sentimientos de no ser lo suficientemente buena. Ha tenido este sentimiento desde que tiene memoria y de hecho recuerda un sentimiento similar en el jardín de infancia. Siendo niña había lidiado con el trastorno de déficit de atención e hiperactividad, y aunque era muy brillante, había tardado en aprender a leer. Sus padres le hicieron cambiar de escuela, en otro distrito, y repetir el jardín de infancia, para darle la oportunidad de alcanzar a sus compañeros.

Por el contrario, Claire, la hermana pequeña de Sophie, comenzó a leer antes de los cinco años y sus padres con frecuencia la alababan por su comportamiento tranquilo y su éxito en la escuela. Como adulta que ahora mira hacia atrás, Sophie sospecha que su complejo de ineptitud se basa, en parte, en la decepción que percibía por parte de sus padres y en su creencia de que querían más a Claire que a ella.

Un único suceso de desaprobación paterna o bromas leves no es probable que dejen una huella duradera. Sin embargo, un patrón general en el trato probablemente conformará el modo en que los individuos ven el mundo y se ven a sí mismos. Si el suceso es lo suficientemente traumático, incluso un único episodio puede configurar nuestras creencias. Por ejemplo, una agresión puede cambiar nuestras concepción de lo seguro que es el mundo, del mismo modo que una sola traición puede alterar nuestra capacidad de confiar en los demás.

También podemos desarrollar creencias centrales basándonos en lo que observamos a medida que crecemos. Por ejemplo, si observamos que nuestro padre está constantemente estresado por la cuestión económica, podemos desarrollar una creencia central acerca de la escasez económica. O si nuestra madre nos advertía constantemente de que tuviésemos cuidado, podríamos desarrollar una creencia central del mundo como un lugar amenazador.

Algunas de las creencias que desarrollamos en los primeros años de la vida puede que tuvieran sentido entonces, pero que ahora sean menos útiles. Por ejemplo, un chico que creció con un padre violento podría aprender que defender los propios derechos no lleva sino a más violencia. Como consecuencia, desarrolla la creencia central de estar indefenso, de sentirse desamparado ante su situación. Décadas después su creencia puede persistir, aunque ya no sea un niño desvalido.

Pensar sobre tu propia historia requiere tiempo. ¿Hay sucesos que destacan como posibles contribuciones a tus creencias centrales? ¿Cuáles eran las dinámicas familiares predominantes cuando estabas creciendo? ¿Qué se te enseñó en los primeros años de la vida, intencionadamente o no? ¿Y cómo pueden estas experiencias haber afectado a tu visión del mundo, de las otras personas y de ti mismo? Escribe tranquilamente tus pensamientos en tu diario.

DESARROLLAR NUEVAS CREENCIAS CENTRALES

Una vez que has identificado tus creencias centrales y las has escrito en tu diario, ¿cómo vas a cambiarlas? Tengamos en cuenta varias herramientas que tienes a tu disposición.

Sophie reconoció que su creencia central consistente en ser fundamentalmente defectuosa no era del todo correcta. Sin embargo, no podía librarse del sentimiento de que era cierto. Como experimento, empezó a buscar datos que pudieran confirmar o refutar su visión negativa de sí misma. Tratarlo como un experimento alimentó su curiosidad; ¿es posible que todos estos años hubiera estado presuponiendo cosas falsas?

REVISAR TU HISTORIA

Sophie comenzó repasando algunas de sus experiencias pasadas y se sorprendió al encontrar al menos tanta evidencia para sus fortalezas como para sus debilidades. Por ejemplo, había logrado ir a una buena universidad (aunque sus notas en el bachillerato no fueran estelares) y se había graduado con la máxima distinción: *cum laude.*

A pesar de ello se vio rebajando su importante buen hacer en la universidad diciéndose que le fue bien «solo porque trabajaba mucho». Cuando se captó a sí misma utilizando el viejo filtro negativo, se dio cuenta de que había identificado otro punto fuerte: era una trabajadora tenaz.

Piensa en tu propia historia de vida. ¿Qué evidencia apoya tus creencias centrales? ¿Hay evidencia que las contradiga? Escribe tus respuestas en el formulario. Observa si tu creencia central podría estar sesgando tu memoria o tu interpretación de los sucesos. Por ejemplo, ¿hay una creencia central acerca de ser un fracaso que te haga interpretar los desengaños como siendo totalmente culpa tuya? En la medida de lo posible, convierte este ejercicio en una prueba de tu creencia. Al mirar todo el formulario, ¿puedes extraer algunas conclusiones sobre la corrección de tu creencia central? ¿Se basaba en algunos errores de pensamiento, como pensar en blanco y negro? (ver la página 82).

Creencia central:

_____

_____

_____

Evidencia que apoya la creencia

_____

_____

_____

_____

Evidencia que contradice la creencia

_____

_____

_____

_____

Exactitud de la creencia central:

_____

_____

_____

Creencia alternativa:

_____

_____

_____

Hay copia de este formulario *online* en: CallistoMediaBooks.com/CBTMadeSimple.

Como con los pensamientos automáticos, comprueba si puedes identificar una creencia más realista. No hace falta sobrecompensar y buscar una creencia extremadamente positiva como «soy increíblemente competente», que quizás no se base en los hechos y sea difícil de creer. Sophie buscó «tengo muchos puntos fuertes», algo que le parecía no solo positivo, sino también razonable.

Tampoco te preocupes si te cuesta sentir que tu creencia alternativa es cierta. Las creencias centrales negativas pueden ser persistentes y modificarlas lleva tiempo y repetición.

VERIFICAR LA EVIDENCIA ACTUAL

Podemos hacer una prueba similar con nuestra creencia negativa en el presente. Utilizando el mismo formulario, puedes seguir la pista de la evidencia a favor y en contra de tu creencia durante un día. Echa un vistazo a tu hoja al final de la jornada y examina los datos: ¿qué fuerza convincente tiene tu creencia? Como siempre, no tienes que forzarte para creer algo. Llevará tiempo entrenar tus pensamientos en una nueva dirección.

PRACTICAR LO POSITIVO

Las creencias centrales negativas que identificamos han tenido innumerables ocasiones para colorear nuestros pensamientos, nuestros sentimientos y nuestras acciones. Cambiarlos exige una práctica persistente, no solo verificando su precisión, sino también aprendiendo nuevas maneras de pensar. Si simplemente desmentimos nuestras viejas creencias, ¿qué las sustituye? Necesitamos practicar nuevos modos de pensar que sostendrán las creencias centrales más sanas.

Adelante con lo positivo

Cuando comenzamos a aprender cómo reacciona nuestra mente ante ciertas situaciones, podemos predecir nuestros pensamientos automáticos.

«MAREAR LA PERDIZ» EN LA TCC

Al principio de conocer la TCC, mi supervisor era el psicólogo Rob DeRubeis, cuya obra pionera mostró que esta terapia y la medicación eran igualmente efectivas en el tratamiento de la depresión (quizás reconozcas su nombre por el prefacio a este libro). El doctor DeRubeis nos dio una metáfora para el modo como los pensamientos cambian en la TCC, hablando de «marear la perdiz». Los jugadores de *hockey* marean la perdiz (pasándose de uno a otro mientras siguen en movimiento) en la zona de ataque, cuando buscan una apertura para marcar un tanto. En la TCC se trata de la evidencia en contra de nuestra creencia central y mareamos la perdiz teniendo en cuenta constantemente la información que pone de manifiesto que nuestra creencia central no es cierta. Marcar un gol significa que la mente absorbe esa evidencia y modifica su creencia central. Sabrás que la evidencia hace diana cuando algo hace un clic mentalmente, lo que puede vivirse como un momento ¡eureka!

Estos momentos se relacionan con lo que el doctor DeRubeis y sus colegas identificaron como «logros súbitos» en la TCC, en los que los síntomas de la depresión muestran una disminución rápida de su gravedad. Estos logros repentinos se relacionan también con una menor probabilidad de recaída en el futuro, y esto sugiere que el cambio cognitivo tiene un efecto protector.

Wendy a veces hace presentaciones como parte de su trabajo y ha reconocido que siempre teme que la audiencia piense mal de ella. Identifica su creencia central como «soy desagradable», lo cual actúa como un filtro cuando se presenta. Su mente interpreta cada movimiento sutil de la audiencia como evidencia de que les disgusta. Por ejemplo, cuando alguien cruza los brazos, supone que se están impacientando con ella.

Una vez que Wendy sabe lo que su mente hará cuando esté en la presentación, ya no tiene que esperar a que aparezcan los pensamientos automáticos negativos. En lugar de eso, puede darles la respuesta cuidadosamente planificada. Wendy rellenó el formulario que viene a continuación antes de hacer una presentación.

Situación: hacer una presentación
Creencia central relevante: resulto desagradable
Creencia central realista: a la mayoría de las personas que me conocen parece que realmente les gusto.

PENSAMIENTOS AUTOMÁTICOS PROBABLES	RESPUESTA RACIONAL
Se aburren.	Los participantes califican siempre mis presentaciones como interesantes.
Puede que digan que no sé nada sobre este tema.	A menudo me dicen que mis presentaciones ofrecen mucha información.
Parecen confundidos.	A menudo la gente elogia la claridad de mis presentaciones.
Soy una ponente pésima.	Mi jefe piensa que soy la mejor ponente de mi sección.
No están aprendiendo nada.	Con frecuencia la gente me dice lo mucho que han aprendido en mis charlas.

Hay copia de este formulario *online* en: CallistoMediaBooks.com/CBTMadeSimple.

Antes de hacer su última presentación, Wendy revisó la hoja que había rellenado. Recordó la creencia central alternativa, leyó las respuestas racionales a sus pensamientos automáticos negativos y se dio un momento después de cada una para conectar con esas acertadas observaciones. Al comenzar la presentación, se centró en la «columna positiva», que habla de presentaciones firmes, informativas y que son apreciadas por la gente. Se recordó también a sí misma no aceptar su creencia central si aparecía en su cabeza.

Puedes emplear el formulario que Wendy utilizó para practicar patrones de pensamientos que te resulten útiles. Recuerda que elaborarás mucho más que afirmaciones positivas genéricas. Producirás pensamientos adaptados específicamente para los patrones problemáticos que te han atormentado.

Resulta especialmente difícil acoger la evidencia que contradice nuestra creencia central negativa cuando más lo necesitamos, cuando nuestras creencias negativas se activan y somos bombardeados por pensamientos automáticos negativos. Por ello, es importante escribir el plan para gestionar los pensamientos que anticipas. Quizás lo más conveniente sea escribir tu plan en una ficha o, como lo llama la doctora Judith Beck, una «chuleta».

Antes de entrar en una situación difícil, repasa la evidencia que hay para la creencia central más realista. Puedes incluso repetir estos modos más apropiados de pensar cuando te despiertes por la mañana y cuando te acuestes para dormir, dos ocasiones en las que nuestra mente puede moverse entre pensamientos automáticos negativos. Este enfoque proactivo es una alternativa a estar siempre a la defensiva y puede ser un medio efectivo de erosionar las creencias centrales, en lugar de reforzarlas.

Lleva un registro de las cosas que salieron bien

Muchos estudios han mostrado los beneficios de hacer balance de los sucesos positivos en nuestra vida. La práctica consiste simplemente en escribir al final de cada día tres cosas que han ido bien. Luego, escribe por qué fueron bien: ¿mera suerte? ¿Algo que hiciste tú? ¿Algo que otra persona hizo? Realizar este ejercicio con regularidad lleva a una mayor felicidad y alivia la depresión.

También presenta muchas oportunidades para hallar evidencia contra tu creencia central negativa. Por ejemplo, una mujer que cree «nunca hago nada bien», puede descubrir que ha resuelto satisfactoriamente un asunto difícil, lo cual contradice su creencia central.

Cepilla tus hombros

Una vez que hemos identificado nuestra creencia central tendremos una idea bastante acertada de los tipos de pensamientos que nos saldrán al paso. Con la práctica, podemos tomar nuestros pensamientos automáticos negativos menos en serio. Al principio, resulta esencial profundizar en los pensamientos, escribirlos, buscar evidencia, etc.: todo el enfoque expuesto en el capítulo cuatro.

Y luego llegamos a un punto en el que sabemos con confianza que los pensamientos automáticos no nos cuentan la verdad. En ese momento, podemos pasar a descartarlos; en efecto, concederles la poca atención que merecen.

La mayoría de la gente encuentra útil tener una frase hecha que indica el cepillado de los pensamientos automáticos. He aquí algunos ejemplos que pueden inspirarte. Es importante tener una que encaje con tu voz y tu estilo:

- Oh, ¿otra vez tú?
- ¡Anda, esta es buena!
- ¡Oh, no, tú no!
- No voy a caer en eso.
- ¡Qué pensamiento más tonto!
- ¡Qué gracia me hace pensar que solía creerme eso!

Una advertencia: ten cuidado de no adoptar una frase que suene autocrítica. No queremos que este ejercicio sea una especie de autocastigo.

Cuando empezamos a tomar menos en serio los pensamientos negativos, comenzamos a desarrollar una relación diferente con nuestros pensamientos. El capítulo siguiente amplía esa noción al tiempo que aprendemos los principios y las prácticas de mindfulness.

RESUMEN DEL CAPÍTULO Y DEBERES PARA CASA

En este capítulo nos hemos basado en las prácticas del capítulo cuatro para identificar y cuestionar las creencias centrales. Hemos visto cómo esas creencias tienen una función doble, pues no solo llevan a pensamientos automáticos negativos, sino que también crean un filtro mental que puede interferir en nuestra capacidad de evaluar estos pensamientos automáticos objetivamente. No es fácil modificar nuestras creencias centrales y hacerlo exige una práctica constante. Haz planes para ser paciente contigo mismo cuando modifiques esas creencias profundamente arraigadas.

Los deberes para casa de este capítulo incluyen diversas técnicas para identificar y cambiar tus creencias centrales:

1. Observa los temas recurrentes en tus pensamientos automáticos negativos.
2. Utiliza la técnica de la flecha descendente para explorar el significado de los pensamientos automáticos.
3. Repasa aspectos de tu pasado que puedan haber configurado tus creencias centrales.
4. Comprueba la evidencia pasada y la actual que puedan apoyar o no tus creencias centrales.

5. Practica invocando los aspectos positivos en las situaciones que puedan desencadenar pensamientos automáticos relacionados con tus creencias centrales.

6. Lleva un registro diario de tres cosas que salieron bien y por qué.

7. Y, finalmente, con el tiempo puedes llegar simplemente a rechazar los pensamientos inadecuados y seguir tu camino.

CAPÍTULO 6

Mantén una atención plena

En este capítulo ahondaremos en el mindfulness (atención plena), la «tercera ola» de la TCC junto con las prácticas cognitivas y conductuales. El mindfulness ha surgido en las últimas décadas como una manera potente de mantener nuestro equilibrio mientras hacemos frente a emociones difíciles.

Matt no sabía cuánto tiempo más podría soportar eso. Durante las últimas noches había estado ocupado en el período de transición de su hija pequeña, intentando ponerla a dormir en su cuna en lugar de tener que mecerla, y no estaba siendo algo tan fluido como esperaba.

«Ya debería haberse dormido», pensaba mientras su hija seguía balbuceando. Ya había ido una vez a su habitación para tranquilizarla y cuando se fue creía que estaba a punto de dormirse. Pero un minuto después oyó su voz, muy despierta, a través del monitor para bebés. Minutos más tarde sus balbuceos se convertían en llanto. Matt sabía que tendría que ir otra vez a estar con ella.

Al entrar en la habitación sacudió la cabeza, confiando en que su hija no sentiría su irritación. Esperaba poder ver finalmente su programa televisivo en paz, mientras le acariciaba la espalda, levantando las cejas y apretando los dientes en la oscuridad.

¿QUÉ ES EL MINDFULNESS?

Si prestas atención a lo que hace tu mente, observarás dos tendencias:

1. **La mente se centra en cosas distintas a lo que está ocurriendo justo ahora.** La mayor parte del tiempo estamos pensando en sucesos que han ocurrido ya o que podrían ocurrir en el futuro. Así, nuestro bienestar se ve afectado por cosas que tienen poco que ver con el momento en el que nos encontramos.

2. **La mente evalúa constantemente nuestra realidad como buena o mala.** Lo hace dependiendo de si las cosas están saliendo del modo como deseamos. Intentamos aferrarnos a las situaciones que nos gustan y alejarnos de las que nos disgustan.

Estas tendencias son parte de lo que significa ser humano. Pero también pueden causarnos problemas y un sufrimiento innecesario. Centrarse en el futuro puede llevarnos a preocuparnos y a sentir ansiedad, a menudo sobre algo que nunca sucederá. Rumiar mentalmente sobre sucesos del pasado puede provocar ansiedad y remordimientos relacionados con cosas que ya no están bajo nuestro control.

En el camino, perdemos la experiencia que cada momento ofrece solo una vez en la vida. No estamos realmente presentes con la gente que nos rodea, ni apreciamos la belleza natural de nuestro entorno, ni las vistas, los sonidos y otras sensaciones que están ahí justo en ese momento.

Nuestro esfuerzo constante y automático por juzgar las cosas como a nuestro favor o en nuestra contra también genera un dolor innecesario. A menudo terminamos resistiéndonos a lo que no nos gusta, aunque tal resistencia sea inútil. Un ejemplo perfecto es la rabia contra el tiempo atmosférico; por mucho que maldigamos la lluvia, eso no hará que se detenga y lo único que conseguiremos es frustrarnos en el proceso. La práctica de mindfulness ofrece un antídoto para esos dos hábitos.

PRESENCIA

El mindfulness consiste en algo tan simple como llevar la atención al presente. Eso es. Si estás paseando al perro, presta atención a esa experiencia. Si estás comiendo, céntrate en el acto de comer. Si estás discutiendo con tu pareja o más tarde abrazándoos, permanece totalmente en esa experiencia.

A veces, cuando conocemos qué es el mindfulness, decimos: «Ya sé que estoy paseando al perro. Sé que estoy comiendo. ¿Cómo se supone que eso es útil?». Pero el mindfulness es más que saber que estamos haciendo algo. Tiene que ver con cultivar deliberadamente una conexión con nuestra experiencia, profundizando en ella. No solo paseamos al perro: observamos el color del cielo, la sensación del suelo debajo de nuestros pies, los sonidos que nuestro perro hace, los tirones de la correa de vez en cuando. Es abrir nuestra conciencia a los elementos de nuestra experiencia que normalmente pasan desapercibidos.

Al mismo tiempo, el enfoque de la atención plena no requiere que hagamos nada más que aquello que estamos haciendo. Si estamos corriendo, estamos corriendo. Si conducimos, conducimos. A veces la gente protesta diciendo que estar plenamente atento en algunas situaciones sería algo que provocaría distracción, incluso que sería peligroso. En realidad, lo cierto es lo contrario: estamos más seguros y menos distraídos cuando nuestra atención se centra en lo que estamos haciendo.

Simplemente estar presente en nuestras vidas nos permite dos cosas al mismo tiempo. En primer lugar, sacamos más partido de lo que está ocurriendo, de manera que no andamos sonámbulos por la vida. Podemos descubrir la riqueza de nuestra realidad, incluso en las actividades más mundanas. En segundo lugar, cuando estamos presentes, no estamos rumiando mentalmente sobre el pasado, ni temiendo el futuro, lo que constituye una parte importante de la razón por la que la práctica de mindfulness reduce la ansiedad y la depresión. Gran parte de nuestra infelicidad procede de cosas que no tienen nada que ver con lo que es real en este momento. Por ejemplo, una tarde estaba andando hacia casa desde el tren y empecé a pensar en la salud de mis hijos. Antes de que me diera cuenta estaba imaginando un escenario trágico en el que uno de ellos estaba gravemente enfermo y empecé a sentir ansiedad y abatimiento, como si estuviera ocurriendo ya. Cuando me percaté de ello y volví al presente, me di cuenta de lo que era real: la luz del sol, los pájaros que volaban, la hierba verde y el cielo azul. Mis hijos estaban sanos, hasta donde yo sabía. No tenía que vivir en mi fantasía trágica. Era difícil no sonreír con esa toma de conciencia mientras me dirigía a casa para verlos.

> *El modo de experimentar el ahora es darse cuenta de que justo este momento, este instante en tu vida, es siempre una oportunidad.*
>
> **Chögyam Trungpa,**
> *Shambhala: la senda sagrada del guerrero*

ACEPTACIÓN

El segundo rasgo central de la conciencia plena es la aceptación, lo cual significa abrirse a la experiencia a medida que se desarrolla.

Después de dos noches miserables, Matt se dio cuenta de que necesitaba una nueva perspectiva sobre el momento de irse a dormir su hija. La noche siguiente decidió probar un enfoque diferente: ¿y si dejase que la noche se desarrollase como fuese? No era probable que su resistencia mejorase las cosas; le estaba haciendo sentirse frustrado en relación con su hija cada noche. Decidió hacer todo lo que pudiera para ayudarla a dormir y soltar su excesivo apego a controlar exactamente cuándo tenía que suceder eso.

La primera vez que su hija empezó a llorar, Matt respiró profundamente antes de entrar en su habitación. En lugar de decirse a sí mismo: «Odio esto» o «Esto es ridículo», pensó: «Esto es lo que está ocurriendo justo ahora». Luego, valoró lo que implicaba realmente esa afirmación. Estaba de pie ante la cuna de su niña pequeña, a quien amaba más de lo que las palabras pueden expresar. Estaba acariciando su pequeña espalda, que era del tamaño de su mano. Podía escuchar cómo su respiración comenzaba a calmarse. Se dio cuenta de que en ese momento no tenía queja de nada. No tenía frío, ni hambre, ni sed, ni estaba en peligro. Su hija estaba sana. Simplemente no se había dormido todavía. Quizás las cosas eran exactamente como deberían ser.

El ejemplo de Matt revela consecuencias importantes de la aceptación consciente. Primero, no quiere decir que dejemos de tener preferencias respecto a cómo van las cosas. Desde luego, Matt quería que su hija se durmiera de manera rápida y fácil, y tener más tiempo por la noche para relajarse. Aceptar significaba no aferrarse a esas preferencias y no suponer que su hija estaba haciendo algo mal por no dormirse cuando él quería.

De acuerdo con eso, Matt no tiró la toalla y no dejó de seguir el hábito del momento de irse a dormir su hija, que él y su mujer habían acordado para que comenzase a dormirse ella sola en la cuna. Se aferró a su plan, que proporcionaba coherencia y predictibilidad, al mismo tiempo que reconocía que no podía controlar el sueño de su hija.

Cuando dejamos de luchar contra las cosas tal como son, soltamos una gran parte de nuestro estrés. Al principio de mi carrera tenía una supervisora muy difícil y a menudo me encontraba apresado en mis pensamientos intentando darle un sentido a lo poco razonable que aquella mujer me parecía. Finalmente, llegó un momento en el que acepté que simplemente ella podía ser difícil. Punto. Mi aceptación no cambió su conducta, pero me libró de actuar como si ella estuviera haciendo algo sorprendente. Simplemente era una persona muy formalista.

Una parte crucial de la aceptación es que nos permite responder adecuadamente a los hechos que tenemos ante nosotros. Mi aceptación del temperamento de mi jefa me permitió ver con claridad que necesitaba trabajar en otro sitio, lo cual destaca la distinción entre aceptación y apatía.

LOS BENEFICIOS DEL MINDFULNESS

El entrenamiento en mindfulness ayuda en un amplio espectro de estados. Una lista parcial incluye la ansiedad, el trastorno por déficit de atención e hiperactividad (TDAH), el dolor crónico, la depresión, los trastornos alimentarios, la ira excesiva, el insomnio, el trastorno obsesivo-compulsivo, las relaciones difíciles, el dejar de fumar y el estrés. Se han desarrollado muchos programas de tratamiento que integran prácticas de mindfulness en la TCC. Uno de los primeros fue la terapia cognitiva basada en mindfulness (TCBM) para la depresión, desarrollada por los psicólogos Zindel Segal, John Teasdale y Mark Williams, quienes pensaron que las herramientas de mindfulness eran muy adecuadas para remediar algunos de los factores que contribuyen a la depresión. Por ejemplo, practicar el prestar atención a la propia experiencia interna podría fortalecer la capacidad de detectar algunos de los primeros signos de la depresión, como pensamientos automáticos negativos poco realistas.

La TCBM incluye elementos de la TCC para la depresión e integra la formación en mindfulness para proteger contra la recaída. Buena parte de la formación se centra en la utilización de la conciencia atenta para percatarse de los pensamientos problemáticos. También enfatiza el hecho de aprender a mantener una relación diferente con nuestros pensamientos. Podemos aprender a reconocerlos como simplemente pensamientos y no como algo a lo que necesitamos reaccionar. Multitud de estudios han mostrado que la TCBM logra este objetivo. Por ejemplo, un estudio llevado a cabo por Teasdale, Segal, Williams y sus colegas halló que entre los individuos con depresión recurrente, la TCBM reducía el riesgo de recaída casi la mitad más que en el grupo de comparación que recibía tratamientos distintos (por ejemplo, medicación antidepresiva u otros tipos de psicoterapia).

La terapia de aceptación y compromiso (TAC), desarrollada por Steven Hayes, también ha recibido un fuerte apoyo de la investigación para el tratamiento de estados graves como la depresión, la ansiedad y el dolor crónico. Como el nombre sugiere, enfatiza la aceptación de nuestra experiencia al servicio de comprometerse a la acción que apoya nuestros valores. Estrechamente relacionada con la TAC está la terapia conductual basada en la aceptación, diseñada por Susan Orsillo y Lizabeth Roemer para tratar el trastorno de ansiedad generalizada. Y el tratamiento mejor confirmado para el trastorno de personalidad límite (*borderline*), un estado debilitante y difícil de tratar, incluye un fuerte componente de mindfulness para abordar la dificultad, gestionando la fuerte emoción que es parte de este diagnóstico. Claramente, el mindfulness tiene efectos beneficiosos en muchos trastornos psicológicos. ¿Cómo lleva a ciertas mejorías este enfoque?

CÓMO AYUDA EL MINDFULNESS

Hay varios modos a través de los cuales la práctica de mindfulness produce sus beneficios:

Mayor conciencia de nuestros pensamientos y emociones. Cuando practicamos prestar más atención y abrirnos a nuestra realidad, empezamos a conocernos mejor. Nos damos el espacio que requiere el reconocimiento de cómo pensamos y cómo sentimos, porque aceptamos la realidad tal como es, no negamos nuestra propia experiencia.

Mejor control de nuestras emociones. Una mayor conciencia de nuestras experiencias internas nos ayuda a interrumpir los trenes inútiles de pensamiento como la rumia mental y el resentimiento. Adoptar la atención al presente tiende también a calmar, lo cual hace que aflojemos el aferramiento a las emociones desbocadas.

Una relación diferente con nuestros pensamientos. Nuestra mente está generando pensamientos constantemente. Cuando permitimos que estos pensamientos vengan y se vayan durante la práctica de mindfulness, empezamos a darles menos peso. Aprendemos que son simplemente ideas creadas por nuestra mente y no necesariamente un reflejo de algo significativo.

Disminución de la reactividad. A medida que la relación con nuestros pensamientos progresa, nos volvemos menos proclives a las reacciones habituales, que a menudo no coinciden con nuestros mejores intereses. Mindfulness puede proporcionar una pausa antes de actuar a partir de nuestro primer impulso, dándonos el tiempo suficiente para elegir una respuesta que encaje en nuestros objetivos y nuestros valores.

¿CÓMO PODEMOS PRACTICAR MINDFULNESS?

Igual que cualquier hábito, ser más consciente requiere práctica. Hay dos categorías principales en la práctica de mindfulness: actividades diseñadas específicamente para emplear de manera formal la conciencia plena y llevar dicha atención plena a las actividades de nuestra vida diaria.

PRÁCTICAS FORMALES DE MINDFULNESS

La técnica formal de mindfulness más común es la meditación sedente. Implica elegir algo en lo que concentrarse durante un cierto tiempo y abrirse a la experiencia tal como se desarrolla instante a instante. El objeto de concentración más habitual es nuestra respiración, que siempre está con nosotros y siempre ocurre en el presente. Inevitablemente nuestra atención se desviará hacia otros momentos y otros lugares o empezaremos a embarcarnos en juicios acerca de cómo lo estamos haciendo o si nos gusta meditar. La práctica consiste en simplemente volver al objeto de concentración propuesto, una vez que nos damos cuenta de que lo hemos perdido. Este centrarse en volver a nuestro instante presente, sin criticar a nuestras mentes por divagar, constituye la esencia de la meditación.

Otros tipos comunes de meditación pueden implicar centrarse en las sensaciones corporales (meditación del escaneo corporal), en los sonidos del ambiente o en los deseos de salud y bienestar hacia nosotros mismos y hacia otros (meditación de la bondad amorosa).

Las prácticas formales incluyen también ejercicios más activos como el yoga y el taichí. En el yoga, por ejemplo, podemos prestar atención a las sensaciones físicas de las posturas, incluyendo la respiración, que se sincroniza con nuestro movimiento. También podemos practicar la aceptación de la incomodidad que a veces sentimos en las posturas difíciles, lo que puede llevar a mantener la postura y respirar con la incomodidad o a cambiar de posición si es necesario. La conciencia y la aceptación proporcionan libertad.

Uno de los principales descubrimientos de la meditación es ver cómo nos alejamos constantemente del instante presente, cómo evitamos estar ahí donde estamos. Eso no se considera un problema; la cuestión es verlo.

Pema Chödrön,
La sabiduría de la no evasión y el sendero del amor compasivo

CÓMO EMPEZAR A MEDITAR

La idea de la meditación es sencilla, pero su práctica generalmente no es fácil. Cuando nos sentamos a meditar, la mente a menudo decide que tiene otras cosas que hacer. Las reacciones comunes cuando empezamos a meditar incluyen:

- Sentirse un poco aburrido.
- Sentirse frustrado.
- Querer parar.
- Recordar de repente cosas que se supone que tenías que hacer.
- Tener incontables pensamientos que reclaman tu atención.

Ninguna de esas experiencias significa que estés haciendo algo mal o que no puedas meditar, así que sigue con ello. Puede ser útil tener en mente lo siguiente para tu práctica de meditación:

No es que seas malo en meditación. Mientras meditamos, perderemos nuestra concentración una y otra vez. Si piensas que eres malo en meditación, piensa de nuevo: meditar es simplemente volver a concentrarnos en el objeto propuesto, tantas veces como lo perdamos. No tenemos que caer en pensamientos autocríticos que invadan nuestra sesión de meditación.

El objetivo no es «llegar a ser bueno en meditación». Es fácil llevar el hábito de juzgar a nuestra práctica de mindfulness, lo que puede hacer que la meditación sea agotadora y decepcionante.

En meditación se trata simplemente de centrarse en el presente y abandonar los juicios.

Abandona el apego a un resultado concreto. Probablemente tendrás expectativas respecto a en qué consiste la meditación, por ejemplo en tener una mente clara y estable, y puede que te esfuerces por hacer que la experiencia corresponda a lo que esperas. Pero en realidad nunca sabemos lo que experimentaremos durante la meditación. Podemos practicar abrirnos a cualquier cosa que ocurra en una sesión determinada.

Hay muchas maneras de meditar. He aquí un plan sencillo para empezar:

1. Practica la meditación cuando seas capaz de permanecer despierto y alerta.
2. Halla un lugar tranquilo en el que no seas molestado y elimina las distracciones posibles, como el móvil.
3. Elige un asiento cómodo, en el suelo, en una silla o en cualquier otro lugar. Si te sientas en el suelo, puedes elevar las caderas con una manta o un bloque de yoga si eso te resulta más cómodo.
4. Cierra los ojos si quieres o mantenlos abiertos mirando al suelo unos centímetros delante de ti.
5. Practica con una grabación o sin ella; ponte una alarma para terminar. Cinco minutos es un buen punto de partida. Mantén la alarma apartada de tu vista.
6. Empieza percibiendo las sensaciones de la respiración. Vuelve a llevar la atención a la respiración cada vez que te des cuenta de que tu mente divaga. Hay muchas aplicaciones y meditaciones *online* gratuitas, si prefieres una meditación guiada. *Aura* o *Cronómetro y temporizador*, por ejemplo, son aplicaciones de meditación *online* accesibles para los sistemas iOS y Android.

Finalmente, como con todo lo demás, sé flexible. La práctica de la meditación es para ti, así que ten cuidado de no convertirla en un deber más de tu lista.

MINDFULNESS EN ACCIÓN

La otra categoría de la práctica de mindfulness tiene lugar en el curso de nuestras actividades cotidianas. Matt utilizó exactamente este enfoque para cambiar su problemática relación con la hora de irse a dormir de su hija. Podemos llevar nuestra atención a cualquier cosa que hagamos, abriéndonos todo lo que podamos a la experiencia.

A Ben le encanta ir en bicicleta por los alrededores de donde vive. Es una zona muy montañosa, así que la mayor parte del tiempo está subiendo o bajando una colina pronunciada. En una ocasión se dio cuenta de que se pasaba buena parte del tiempo de sus paseos odiando las pendientes, preocupado por si podría alcanzar la cima de una de las cumbres siguientes. Eso nunca había ocurrido en los diez años que había estado haciendo ciclismo. Calculó que pasaba la mitad de su tiempo en el sillín preocupado por las partes más difíciles de sus paseos, lo cual empañaba su disfrute de las partes más fáciles.

La ocasión siguiente en que Ben fue en bicicleta, decidió centrar su atención en cada parte del paseo y desarrollar un interés por la experiencia, en lugar de resistirse a ella. A medida que daba su paseo, halló que podía apreciar las partes más fáciles porque no estaba temiendo la colina siguiente y que podía permitir que las subidas fueran difíciles y duras, pero que no por eso tenía que resistirse. Siguió teniendo pensamientos de ansiedad acerca de no poder llegar a la cumbre de una colina, pero fue capaz de tomar esos pensamientos menos en serio, reconociéndolos como meros pensamientos y no predicciones acertadas.

Cuando practiques la conciencia plena en tus actividades diarias, conserva en mente los siguientes principios:

1. Centra tu atención en tus experiencias sensoriales (lo que ves, los sonidos, etc.) así como en tus pensamientos, sentimientos y sensaciones corporales.
2. Ábrete a lo que ocurre en el momento, permitiendo que tu experiencia sea como es, en lugar de resistirte a ella.
3. Lleva a la actividad una «mente de principiante», como si fuera la primera vez que la practicas o la contemplas. Abandona las expectativas preconcebidas acerca de cómo será.
4. Permite que la experiencia dure el tiempo que sea, en lugar de intentar apresurarte para pasar a otra cosa.
5. Observa la tendencia a aferrarte a los aspectos de la experiencia que te gustan y a alejarte de las partes que te disgustan.
6. Permite que los pensamientos vengan y se vayan, reconociendo que no son más que pensamientos. Practica no perderte en ellos y tampoco resistirte a ellos, sino simplemente dejarlos que fluyan.

LOS MITOS SOBRE EL MINDFULNESS

Mucha gente tiene objeciones a la idea de mindfulness cuando lo conocen por primera vez y estas objeciones pueden impedir que una persona se comprometa con la práctica. La mayoría de estas objeciones parecen proceder de malentendidos sobre lo que significa estar plenamente atento. Los mitos más frecuentes son:

Es una práctica religiosa o de culto. Dado que el mindfulness forma parte de algunas tradiciones religiosas, podría suponerse que se trata de una actividad intrínsecamente religiosa. Sin embargo, estar en nuestra vida y hacer realmente lo que estamos haciendo no pertenece a ninguna religión particular ni a ningún enfoque espiritual y puede practicarse sin adherirse a ninguna tradición religiosa (incluyendo aquí la espiritualidad mística o Nueva Era). Aun así, esta práctica no entra en contradicción con la religión. Sean cuales sean nuestras creencias y nuestros valores, podemos aceptarlos más completamente a través del enfoque de una atención plena.

LLEVAR LA ATENCIÓN PLENA A LAS RUTINAS DIARIAS

Podemos centrar nuestra atención en cualquier cosa que hagamos. He aquí algunos ejemplos de nuestras actividades diarias:

Darse una ducha. Hay muchas experiencias sensoriales a las que prestar atención en la ducha, como la sensación del agua en nuestro cuerpo o el sonido que hace al caer, la calidez y la humedad del aire, la sensación de los pies en la bañera o en la ducha y el olor del jabón o del champú.

El aseo diario. Actividades como afeitarse, peinarse o cepillarse los dientes pueden percibirse como tareas tediosas. Pero si has estado alguna vez sin poder hacer estas cosas, como cepillarte los dientes después de una operación bucal, sabes el placer que se siente al poder hacerlo después de un tiempo. Practica dándote tu tiempo y realizando la actividad como si fuera la primera vez.

Estar al aire libre. Simula, o date cuenta, de que eres un visitante en el planeta Tierra. Mira el cielo, siente el aire, escucha los pájaros y contempla los árboles como si nunca antes hubieras experimentado este lugar extraño e impresionante.

Comer. Observa lo que estás comiendo: su color, su aroma, su gusto y su textura en la boca, la sensación de masticar y tragar. Saborea la experiencia como si no hubieras comido nunca antes.

Leer un libro. Percibe la sensación y el olor del libro, su peso, la textura de las páginas y su sonido al pasarlas. Sé consciente del sentimiento que tienes cuando comienzas un libro.

Escuchar a alguien. Observa los ojos de la persona mientras habla, la entonación de su voz, las variaciones de su emoción. Practica el escuchar y mirar a esta persona como si fuera la primera vez.

Irse a la cama. Podemos terminar el día abandonando las experiencias pasadas al sueño y abriéndonos a lo que traiga la noche. Siente cómo tu cuerpo se posa en el colchón y cómo este te sostiene. Presta atención a las sensaciones de la cabeza sobre la almohada, la manta o la sábana encima de ti, los sonidos en la habitación y fuera de ella, la respiración que entra y sale de tu cuerpo.

El mindfulness no es algo científico. A veces la gente pone objeciones al concepto de mindfulness porque «prefieren vivir en el ámbito de los hechos y la ciencia». Si necesitas evidencia sólida de los beneficios del mindfulness, estás de suerte, ya que un número cada vez más amplio de estudios han descubierto que su práctica ayuda en un amplio espectro de estados, como la ansiedad y la depresión. Se ha hallado incluso que cambia el cerebro. La práctica del mindfulness está apoyada por la ciencia más sólida.

El mindfulness implica pasar mucho tiempo en nuestra cabeza. El lenguaje es una herramienta imperfecta y es fácil entender mal a qué se refiere «mindfulness». En lugar de morar en nuestras mentes, el mindfulness tiene que ver con conectar con nuestras experiencias básicas y soltar las historias con que las envolvemos. Estar plenamente atento es ser consciente en un estado de apertura hacia lo que descubrimos.

El mindfulness significa abandonar cualquier esfuerzo para mejorar nuestro mundo. La palabra *aceptación* puede significar que no vamos a intentar cambiar nada, como cuando decimos: «He aceptado que no voy a jugar a deportes profesionales». En el contexto del mindfulness, *aceptación* significa que no negamos que la realidad es la realidad. Estamos dispuestos a ver una situación tal como es. Este tipo de aceptación puede ser realmente el catalizador del cambio, como cuando aceptamos que hay una pobreza aplastante en nuestra comunidad y decidimos emprender alguna acción para mejorarla.

El mindfulness es debilidad. Si suponemos que mindfulness significa no defenderse nunca, eso querría decir que es una especie de práctica del enfado, especialmente si identificamos la lucha y la resistencia con fuerza. Pero, por el contrario, lo difícil es abandonarse. Requiere un trabajo duro y mucha determinación abandonar nuestros hábitos de mantenernos en el pasado y temer el futuro. El mindfulness nos ayuda a dirigir nuestra fuerza de manera que nos sirva.

El mindfulness significa no tener objetivos. Si estamos centrados en el presente y practicando la aceptación, ¿cómo podemos establecer objetivos o planificar para el futuro? Puede parecer paradójico, pero planificar el futuro y establecer objetivos son totalmente compatibles con la práctica de mindfulness. Como se ha observado anteriormente, aceptar la realidad puede dar lugar a esfuerzos por cambiar una situación. Por ejemplo, puedo aceptar que mi casa es demasiado calurosa y decidir comprar un aparato de aire acondicionado. Y podemos practicar la presencia aunque establezcamos objetivos y hagamos planes, estando inmersos en la realidad de esas actividades orientadas al futuro.

Mindfulness es lo mismo que meditación. La palabra *mindfulness* a menudo evoca imágenes de alguien sentado con las piernas cruzadas y meditando, lo cual tiene sentido ya que la meditación es una práctica de atención plena muy frecuente. Pero la meditación no es el único modo de practicar el estar plenamente atento. Un infinito número de actividades ofrecen la oportunidad de desarrollar apertura a nuestra experiencia, desde relajarnos con amigos hasta correr un ultramaratón. La ventaja de una práctica formal como la meditación es que ofrece una dosis concentrada de entrenamiento mental para centrarse en el ahora. De ese modo podemos aplicar ese entrenamiento a cualquier momento de nuestra vida. Ciertamente, he encontrado que practicar meditación lleva a tener más experiencia de presencia y atención plena en nuestras actividades cotidianas.

REDUCCIÓN DEL ESTRÉS BASADA EN MINDFULNESS (REBM)

No hay necesidad de padecer un trastorno psicológico para beneficiarse del entrenamiento en mindfulness. La mayoría de nosotros estaríamos bien servidos con herramientas para gestionar el estrés ordinario de estar vivo. Jon Kabat-Zinn desarrolló un famoso programa de ocho semanas llamado REBM, que miles de personas han realizado. Incluye:

- Formación en los principios del mindfulness.
- Entrenamiento en meditación.
- Atención plena al cuerpo.
- Yoga suave.
- Mindfulness en actividades.

El programa de REBM es una manera fiable de reducir la ansiedad y aumentar la propia capacidad de gestionar el estrés. Si estás interesado en aprender más, el doctor Kabat-Zinn detalla el programa en su libro *Vivir con plenitud las crisis*. También puedes buscar *online* sobre cursos de REBM cerca de tu lugar de residencia.

CAMINAR PLENAMENTE ATENTO

Si estás preparado para poner el mindfulness en práctica, una manera sencilla de empezar es dar un paseo manteniendo la atención plena. En este ejercicio practicarás el llevar a tu experiencia una atención y una curiosidad mayores de lo habitual. Puedes elegir observar:

- La solidez del suelo bajo tus pies.
- Los movimientos y las contracciones musculares requeridas para mantener el equilibrio y andar: el balanceo de tus brazos, el momento en que levantas un pie y te apoyas en el otro, las contracciones en los músculos de las piernas y de la zona lumbar, etc.
- Los sonidos que produces, como tu respiración y el sonido de tus pisadas.
- Los sonidos del entorno, como el de los pájaros, los coches o el viento a través de los árboles.
- Lo que ves a tu alrededor, en especial cosas ante las que puedas haber pasado muchas veces, pero en las que nunca te habías fijado.
- Los olores que hay en el aire.

- Las sensaciones que producen en tu piel el aire y la calidez del sol.
- La cualidad de la luz: su ángulo, su intensidad, los colores que genera.
- Las particularidades del cielo.

Este enfoque puede aplicarse a cualquier experiencia que elijas, desde las más mundanas hasta las más sublimes.

RESUMEN DEL CAPÍTULO Y DEBERES PARA CASA

En este capítulo, hemos explorado los efectos potentes y de amplio alcance de simplemente estar plenamente en nuestra experiencia con una mayor apertura. Las prácticas formales como el yoga y la meditación complementan los momentos de mindfulness en nuestras actividades diarias. Hemos visto también cómo estas prácticas se han integrado en la TCC y cómo se han mostrado efectivas en el tratamiento de muchos trastornos. Si estás trabajando con la activación conductual o cambiando tus pensamientos, los principios del mindfulness encajan perfectamente con esas prácticas. Los capítulos siguientes incluirán prácticas de los tres pilares de la TCC.

Es normal tener reparos acerca del mindfulness, que a menudo se basan en impresiones erróneas respecto a en qué consiste la práctica. Si estás listo para probarlo por primera vez o quieres profundizar tu práctica, te invito a seguir los pasos siguientes:

1. Empieza a observar a qué se dedica tu mente durante el día. ¿Está centrada en el pasado, el presente o el futuro? ¿Está abierta a tu experiencia o se resiste a ella? Ten

cuidado de limitarte a observar, dejando de juzgar, en la medida de lo posible, lo que haga tu mente.

2. Elige un pequeño número de actividades para practicar la atención plena a lo largo del día, utilizando los seis principios presentados en este capítulo (ver la página 125).

3. Comienza una práctica de meditación. Si la meditación te resulta totalmente nueva, empieza con unos pocos minutos al día.

4. Leer libros sobre mindfulness puede reforzar los conceptos de este capítulo y contribuir a una práctica más firme; acude a la sección de recursos para sugerencias para comenzar.

5. Practica la incorporación de los principios de mindfulness en la activación conductual y la reeducación de tus pensamientos. Por ejemplo, lleva una conciencia más intensa a las actividades que has planeado para maximizar el disfrute y el sentido de realización.

CAPÍTULO 7

Persevera en la tarea: imponte a la tendencia a dejar las cosas para más tarde

En este capítulo, abordaremos la cuestión de por qué a menudo retrasamos hacer lo que sabemos que tenemos que hacer. Como veremos, hay varios factores que nos llevan a postergar las cosas. Una vez que entendemos estos factores, tendremos en cuenta las muchas herramientas que la TCC ofrece para romper este hábito.

Alec sabía que necesitaba comenzar a escribir su trabajo final, que tenía que entregar el día siguiente a las cinco de la tarde. «Todavía tengo veinticuatro horas», pensó mientras miraba el montón de libros que iba a citar como referencias. Sintió cómo su estómago se contraía con un brote de ansiedad al mismo tiempo que se preguntaba cómo conseguiría terminar su trabajo. Solo otro vídeo de esos que se ponen automáticamente en marcha en el ordenador, de la lista de los «Diez vídeos más divertidos de mascotas». «Solo veré este. Quizás uno más después de este», se dijo mientras le daba la vuelta a su portátil, sintiéndose vagamente culpable, pero provisionalmente aliviado.

¿TIENES UN PROBLEMA DE PROCRASTINACIÓN?

La gente varía en su tendencia a procrastinar y en las tareas específicas que tiende a postergar. Date un tiempo para pensar de qué modos puedes retrasar hacer cosas que sabes que necesitas hacer. ¿Te encuentras en alguna de las situaciones siguientes regularmente debido a la procrastinación?:

- Darte cuenta de que no te has dejado tiempo suficiente para terminar una tarea en la fecha límite.
- Sentirte poco preparado antes de una reunión de trabajo.
- Intentar forzarte a realizar una tarea.
- Estar estresado por la hora, mientras corres a las citas.
- Intentar ocultar que no has estado trabajando en una tarea.
- Producir trabajos de calidad inferior a aquella de la que eres capaz.
- Decirte a ti mismo: «Me ocuparé de eso más tarde».
- Esperar sentirte más inspirado o motivado para poder hacer una tarea.
- Hallar la manera de perder tiempo en lugar de hacer lo que necesitas hacer.
- Confiar en la presión del último minuto para terminar una tarea.

Empecemos viendo por qué procrastinamos, por qué dejamos las cosas para más tarde, y luego buscaremos modos de superarlo.

¿QUÉ NOS LLEVA A LA PROCRASTINACIÓN?

A todos nos ha ocurrido: un artículo que escribir, un recado que hacer, un proyecto del hogar que empezar o cualquier otra tarea que posponemos. Esos retrasos no parece que aporten muchos beneficios; de hecho, la procrastinación está asociada con peores resultados académicos y con más enfermedades. Sin embargo, a menudo nos cuesta ponernos manos a la obra. Los factores siguientes contribuyen a nuestra tendencia a procrastinar:

Miedo a que sea desagradable. Cuando pensamos en realizar una tarea, nuestras mentes a menudo se van automáticamente a sus aspectos más desagradables. Si tenemos que limpiar los canalones del tejado, recordamos lo que nos cuesta manejar la escalera de mano. Cuando pensamos en escribir un artículo, nos mortificamos pensando en lo que nos cuesta expresar nuestras ideas con claridad. Cuanto más imaginemos estos aspectos negativos, menos estimulados nos sentiremos.

Miedo a no hacer un buen trabajo. Rara vez estamos seguros de cómo nos saldrá algo en lo que estamos trabajando y esa incertidumbre puede originar el miedo a hacerlo mal. Por ejemplo, cuando Alec pensaba en escribir su trabajo, le preocupaba no tener nada inteligente que decir. Este miedo a decepcionar a otros, o a nosotros mismos, puede impedirnos empezar.

Pensamientos para concedernos permiso. A veces nos decimos que merecemos un descanso o nos convencemos de que trabajaremos mejor en algún momento en el futuro. De un modo u otro justificamos nuestra procrastinación. Hay veces que este tipo de pensamientos tienen sentido; por ejemplo, a veces darnos un descanso es realmente lo mejor que podemos hacer. Pero a menudo estas afirmaciones acerca de nosotros mismos nos llevan a hábitos de evitación poco saludables.

Refuerzo negativo. Cada vez que postergamos una tarea que pensamos que será desagradable, experimentamos una sensación de alivio. El cerebro interpreta este alivio como una recompensa y es más probable que repitamos una acción que lleva a una recompensa. De este modo, nuestra procrastinación se refuerza. Los psicólogos lo llaman «refuerzo negativo» porque tiene lugar alejando algo considerado aversivo. Por el contrario, el refuerzo positivo es cuando conseguir algo que nos gusta fortalece una conducta, por ejemplo recibir un sueldo refuerza la conducta de realizar nuestro trabajo. El refuerzo negativo por evitar una tarea puede ser muy difícil de superar.

¿Hay alguna tarea que se supone que ibas a hacer y la has estado postergando o que habitualmente pospones hacerla? ¿Qué factores de estos se aplican a tus propias tendencias a procrastinar? En tu cuaderno o tu diario, escribe cualquier modo en que hayas postergado algo y qué parece impulsarte a ello.

¿LA PROCRASTINACIÓN ES SIEMPRE ALGO MALO?

Algunos investigadores han sugerido que los beneficios de la procrastinación no deberían subestimarse. Por ejemplo, procrastinar nos deja más tiempo para descubrir soluciones y también puede permitirnos aprovechar la presión de un plazo límite para energizar nuestros esfuerzos. Adam Grant, profesor de Administración, citaba los beneficios de la procrastinación sobre la creatividad en su libro *Originales*. Según el doctor Grant, nuestras primeras ideas tienden a ser más tradicionales. Darnos más tiempo puede llevar a soluciones más innovadoras que nunca alcanzamos si terminamos la tarea lo antes posible. Estas ventajas potenciales han de sopesarse frente al estrés, los plazos incumplidos y una menor calidad del trabajo, que están relacionados con la procrastinación.

ESTRATEGIAS PARA SUPERAR LA PROCRASTINACIÓN

Comprender qué provoca la procrastinación nos proporciona claves respecto a cómo superarla. Dado que hay múltiples factores que llevan a ella, necesitamos una amplia gama de herramientas entre las que elegir para superarla. Estas herramientas pueden dividirse en tres campos:

- Pensar (cognitivo).
- Actuar (conductual).
- Ser (mindfulness).

Con el tiempo, puedes hallar una serie de estrategias pertenecientes a estas tres áreas que funcionen bien para ti.

Algunos estados pueden hacer que la procrastinación sea más probable. La depresión mina nuestra energía y nuestra motivación, haciendo más difícil controlar las cosas. A los individuos con TDAH les cuesta cumplir los plazos debido a la dificultad de centrarse en una tarea y a la baja motivación para terminarla. Los trastornos de ansiedad también pueden llevar a la procrastinación; por ejemplo, alguien puede postergar escribir un correo electrónico por miedo a decir algo estúpido. Aunque las estrategias presentadas en este capítulo pueden ser útiles para todo el mundo, ten cuidado al abordar un diagnóstico subyacente que podría llevar a la procrastinación.

PENSAR: ESTRATEGIAS COGNITIVAS

Buena parte de nuestra procrastinación procede de cómo pensamos acerca de la tarea pendiente y acerca de nuestra disponibilidad y nuestra capacidad para terminarla. Cambios estratégicos en nuestro pensamiento pueden debilitar la fuerza de la procrastinación. Para detalles más específicos sobre cómo responder a los pensamientos inútiles, vuelve a los capítulos cuatro y cinco.

Observa los pensamientos de permiso que tergiversan la verdad

Tengamos cuidado con lo que nos decimos a nosotros mismos para justificar la procrastinación o que subestima la cantidad de tiempo que emplearemos realmente haciendo cosas distintas a la tarea que tenemos pendiente (por ejemplo: «Solo veré un vídeo más»). Cuando captamos estos pensamientos, podemos tratarlos como haríamos con cualquier pensamiento automático inútil (ver el capítulo cuatro).

Recuerda por qué no quieres procrastinar

Dejar las cosas para más tarde no solo puede llevar a llegar tarde o a producir un trabajo de escasa calidad, sino que también tiñe nuestro tiempo libre con sentimientos de miedo y de culpa relacionados con la tarea que estamos dejando de hacer. Acuérdate de estas consecuencias negativas cuando necesites motivación para empezar.

Vigila la «evitación virtuosa»

Cuando estamos motivados para evitar una tarea, podemos hallar otros modos de sentirnos productivos: organizar nuestros armarios, ayudar a un amigo, realizar un trabajo pesado..., todo aquello que pueda darnos la sensación de que «al menos estamos haciendo cosas buenas». Esta creencia proporciona una racionalización convincente que facilita la procrastinación.

Decide empezar

A menudo retrasamos hacer algo porque no estamos seguros de cómo hacerlo exactamente. Por ejemplo, puede que no escribamos un correo electrónico de trabajo que es difícil, porque no sabemos qué vamos a decir. En realidad, averiguar cómo hacerlo es parte de la tarea. Recuerda que hallarás un modo de llevarlo a cabo una vez que decidas empezar.

Reconoce que probablemente tampoco
tendrás ganas de hacerlo más tarde

Podemos suponer que efectuaremos la tarea una vez que nos apetezca. Pero la verdad es que probablemente tampoco más tarde querremos hacerla más de lo que queremos ahora. Deberíamos dejar de esperar un momento mágico en el futuro en el que sea más fácil realizar la tarea.

Combate las creencias acerca de tener
que hacer algo «perfectamente»

A menudo posponemos una tarea porque nos hemos puesto, de manera poco realista, niveles altos de lo bien que tenemos que ejecutarla. Recuerda que no tiene que ser perfecta, simplemente necesita ser hecha.

Elige las estrategias cognitivas de pensar con las que te identifiques y escríbelas en tu cuaderno para practicar cuando sea necesario.

LLEGAR A TIEMPO

Llegar tarde refleja un tipo específico de procrastinación, a saber, un retraso en el hecho de movernos de un lugar a otro en un plazo determinado. Sigue estos principios si quieres mejorar tu puntualidad:

Sé realista respecto al tiempo requerido. Calcula cuánto se tarda realmente en llegar a tu destino. Asegúrate de tener en cuenta el tiempo que pueden requerir actos como decirle adiós a tu familia, y date un tiempo para lo inesperado (por ejemplo, el retraso por el tráfico) para que no subestimes el tiempo real que se necesita.

Cuenta hacia atrás desde el momento que debas estar allí. Calcula cuándo tienes que salir, a partir del tiempo que te lleve llegar a tu destino. Por ejemplo, si necesitas llegar a las seis y tardas cuarenta y cinco minutos (incluyendo el margen extra que te des), planea no salir después de las cinco y cuarto.

Ponte una alarma (con el tiempo suficiente para evitar llegar tarde). Evita perder la noción del tiempo poniéndote un recordatorio, algo que también puede ayudar a que te relajes, ya que sabes que te avisará cuando sea el momento de irte.

No adelantes tu reloj para que eso te ayude a llegar a la hora. Esta estrategia a menudo fracasa porque sabemos que nuestro reloj está adelantado y podemos terminar ignorándolo por completo.

Evita empezar una actividad cuando estés a punto de salir. No quieras meter a presión una actividad más, antes de salir hacia tu destino, aunque pienses que «solo será un momento». Hay una posibilidad de que te ocupe más tiempo del que tienes y termines llegando tarde.

Lleva cosas que hacer por si llegas pronto. Si temes llegar pronto y así perder el tiempo sin nada que hacer, lleva un libro o cualquier otra cosa con la que disfrutes o que sea productiva para pasar el tiempo si llegas pronto.

Combina estas estrategias con otros principios de la TCC de este capítulo para maximizar tus oportunidades de ser puntual. Por ejemplo, utiliza la técnica cognitiva de recordarte a ti mismo cómo es mucho más agradable ver que tu GPS calcula que llegarás cinco minutos antes en lugar de cinco minutos tarde.

ACTUAR: ESTRATEGIAS CONDUCTUALES

Cuanto más confiemos en el puro poder de la voluntad para imponernos a la procrastinación, menos probable es que superemos su dominio. En lugar de intentar abrirnos camino a la fuerza, podemos hallar una manera más sutil de superar la evitación. Algunos cambios sencillos en nuestras acciones pueden mejorar mucho nuestras oportunidades de ser productivo.

Utiliza recordatorios externos

Podemos aumentar nuestras probabilidades de empezar una tarea haciendo que sea más difícil ignorarla. Pon una alarma, apúntatelo en una nota, escribe tu objetivo en una pizarra o deja algunas cosas donde te recuerden lo que necesitas hacer. Si no puedes hacerlo en ese momento, asegúrate de ponerte otro recordatorio.

Crea una zona libre de distracciones

Resulta más difícil procrastinar cuando aquello que nos hace perder el tiempo no está fácilmente a nuestro alcance. Cierra tu navegador de Internet si es posible, pon en silencio o aleja de ti el móvil y elimina cualquier otro artefacto u objeto que pueda distraerte. Es demasiado fácil volverse hacia ello por hábito cuando uno se siente ansioso (o de algún modo incómodo) respecto a la tarea.

Emplea un calendario

Cuanto más específicos seamos sobre nuestros planes, más probable es que los terminemos. Pon cualquier tarea que intentes hacer en tu calendario y haz todo lo que puedas para cumplirlo. Si va a suponer un problema, reprográmalo lo antes posible.

Divide una tarea grande en subtareas más manejables

Tal como hemos analizado en el capítulo tres, dividir las tareas abrumadoras puede facilitar mucho poder comenzarlas. Haz los pasos tan pequeños como sea necesario para sentir que es factible. Pon un miniplazo límite para cada subtarea, para saber que sigues lo planeado.

Simplemente comienza

Ver toda una tarea ante nosotros puede ser desalentador. Decide simplemente empezar la tarea y trabajar en ella durante un período breve de tiempo. Por ejemplo, quizás dedicar cinco minutos a esbozar un correo electrónico que necesitabas escribir. Es posible que puedas incluso seguir trabajando más allá de tu modesto objetivo.

Termina una tarea, aunque sea difícil

Si la línea de meta esta a la vista sigue adelante. Puedes aprovechar el impulso, en lugar de tener que superar de nuevo la inercia de un comienzo frío si lo dejas para terminarlo más tarde.

Comprométete a empezar una tarea imperfectamente

La procrastinación a menudo procede del perfeccionismo, que puede ser paralizador, porque no podemos ser perfectos. El antídoto contra el perfeccionismo es aceptar la imperfección; por ejemplo, podemos decidir escribir un párrafo inicial imperfecto. Este compromiso puede ayudarnos a empezar, lo cual proporciona un impulso muy valioso.

Trabaja cerca de otros que estén trabajando

Utiliza la presión social positiva que supone estar alrededor de gente trabajadora que te estimule laboralmente. Nuestra tendencia a distraernos es menor cuando quienes nos rodean están trabajando.

Usa sesiones de trabajo más cortas, ininterrumpidas

Es más fácil comenzar una tarea cuando sabemos que trabajaremos en ella un tiempo limitado. Piensa en la posibilidad de probar la técnica Pomodoro, creada por el desarrollador de *software* Francesco Cirillo, en la que realizas un trabajo estando muy concentrado durante intervalos de veinticinco minutos y entre ellos haces descansos breves. Hay muchas aplicaciones que facilitan el uso de este enfoque, aunque, desde luego, lo único que necesitas es un cronómetro. De hecho, yo utilizo este enfoque siempre que escribo.

Averigua cómo hacer las cosas

Si descubres que una falta de conocimiento alimenta tu procrastinación, añade el aprendizaje que necesites como una subtarea de aquello en lo que estás trabajando. Por ejemplo, si no estás seguro de cómo crear un tipo específico de hoja de cálculo, planifica ver un tutorial *online* que trate del tema.

Concédete pequeñas recompensas

Utiliza el refuerzo positivo para superar el refuerzo negativo de la procrastinación. La investigación muestra que incluso si no cambiamos nada más, el mero hecho de ponernos a nosotros mismos incentivos para trabajar modifica de manera significativa nuestra conducta. Quizás te des un descanso de quince minutos para hacer lo que quieras después de trabajar unos cincuenta minutos o un pequeño placer comiendo algo que te guste después de leer cinco páginas. Lo único que tienes que hacer es vigilar para que las recompensas no te aparten de la tarea propuesta, como podría hacerlo un videojuego adictivo, por ejemplo.

Haz un seguimiento de tu progreso

Una manera sencilla de recompensarnos es observando nuestro progreso hacia una meta. Por ejemplo, Alec podría haber hecho un esbozo de su trabajo y tachar cada sección cuando la terminase. La satisfacción de ver su progreso alimentaría su motivación para seguir.

SER: ESTRATEGIAS MINDFULNESS

El tercer pilar de la TCC ofrece varias estrategias para superar la procrastinación, utilizando los principios de presencia y aceptación.

Acepta la incomodidad

A veces tratamos la incomodidad como una razón para demorar hacer algo. Pero quizás no sea tan malo estar incómodo al servicio de algo que nos importa más que nuestra comodidad. Si estás dispuesto a abrirte a la incomodidad, podemos pasar por ella mientras comenzamos nuestra tarea.

Estar en el presente

La procrastinación se basa muchas veces en el miedo de no hacer algo bien, lo que supone estar orientado hacia el futuro. Cuando centramos nuestra atención en el presente, podemos soltar las preocupaciones referentes a nuestra ejecución y dirigir nuestra energía hacia ese aspecto de la tarea en el que estamos trabajando.

Regresa al punto de concentración que te has propuesto

La meditación nos enseña a volver al objeto de concentración que nos hemos propuesto, en cuanto nos damos cuenta de que lo hemos perdido de vista. Ese mismo principio se aplica a nuestro trabajo: si empezamos a deslizarnos hacia la procrastinación, podemos darnos cuenta de ello y regresar a aquello en lo que estábamos trabajando.

Observa y reconoce cómo trabajas mejor

Prestar atención a lo que promueve tu productividad puede reducir la probabilidad de postergar las cosas. Observa lo que realmente te funciona a ti, en lugar de lo que desearías que te funcionase. Por ejemplo, quizás te guste la idea de trabajar desde casa, pero en la práctica nunca has sido productivo cuando lo has hecho.

INTERNET Y PROCRASTINACIÓN

Era bastante difícil superar la procrastinación antes de que hubiera Internet. Como afirma el psicólogo y experto en TDAH Ari Tuckman: «Internet sigue y sigue fluidamente, llevando de enlace en enlace». Sugiere los modos siguientes de evitar que el tiempo pasado *online* te desvíe:

Acepta que probablemente siempre quieres ver una cosa más. El contenido de Internet está diseñado deliberadamente para mantenernos cliqueando, viendo y leyendo, de modo que es fácil pasar más tiempo en él de lo que nos proponíamos. Siempre habrá otro artículo que leer, otro vídeo que ver o cualquier *post* de las redes sociales. Recuerda que tendrás que salir en algún momento y más vale que sea pronto que demasiado tarde.

Haz el trabajo antes de empezar a entretenerte. Si tienes que trabajar con el ordenador, haz tu trabajo antes de entrar, por ejemplo, en las redes sociales. De otro modo corres el riesgo de pasar todo tu tiempo en actividades innecesarias.

Pon una alarma para interrumpir tu ensimismamiento en Internet. Como en otros contextos, una alarma tiene aquí dos ventajas: recordarte que vuelvas al trabajo y permitirte disfrutar de tu tiempo de inactividad porque sabes que es limitado.

No empieces a utilizar Internet si no tienes tiempo. Es más difícil limitar el tiempo que se pasa *online* que evitarlo completamente, así que mejor no comenzar si el tiempo del que dispones es breve.

HACER QUE TU LISTA DE COSAS
POR HACER TE FUNCIONE

Hay maneras más o menos eficaces de utilizar listas de tareas. Reflexiona sobre estas pautas del psicólogo Ari Tuckman para maximizar su utilidad:

1. **Ten una lista única.** Varias listas resultan redundantes y pueden crear confusión. Crea una única lista general y dale un lugar de importancia (por ejemplo, un cuaderno especial).
2. **Utilízala de manera sistemática.** Una lista solo es útil si nos remitimos a ella siempre que lo necesitemos.
3. **Clasifica los puntos según horas específicas.** No trabajes directamente desde la lista. Es mucho más probable que hagamos algo si le dedicamos espacio en nuestro horario.
4. **Elimina los puntos a los que nunca llegas.** Si siendo realista hay algo que nunca llegas a hacer, no pertenece a tu lista de tareas. Ahórrate la energía mental y la culpa borrando esas tareas y despeja tu lista.
5. **Actualiza tu lista regularmente.** Vuelve a escribir tu lista para mantenerla ordenada después de eliminar y añadir puntos. El tiempo que empleas para actualizarla te compensará con una mayor eficiencia.
6. **Prioriza algunos puntos de la lista.** Al indicar qué puntos tienen prioridad, puedes asegurarte de hacer esos primero y relajarte si no llegas ya a los puntos no prioritarios.

¿Estás listo para confeccionar tu propia lista de tareas utilizando estos principios? Puedes emplear la plantilla siguiente para escribir actividades que necesites terminar, incluyendo la fecha concreta. Luego, dale a cada tarea una prioridad (por ejemplo, baja/media/alta, o 0-10). Finalmente, programa una hora en tu calendario para terminar cada actividad. Puedes hallar una copia de este formulario *online* en CallistoMediaBooks.com/CBTMadeSimple.

PRIORIDAD	TAREAS	FECHA CONCRETA

RESUMEN DEL CAPÍTULO Y DEBERES PARA CASA

En este capítulo, hemos analizado por qué procrastinamos, algo que generalmente tiene que ver con el miedo de hacer algo mal o de encontrarlo desagradable. El refuerzo negativo y los pensamientos inadecuados también nos llevan a posponer realizar nuestras tareas.

El marco de referencia pensar-actuar-ser presenta muchas estrategias para superar la procrastinación. En sí mismas cada una de estas estrategias puede tener un efecto pequeño. Por ejemplo, la investigación ha mostrado que recompensarnos a nosotros mismos o recompensar nuestra productividad en sí mismo nos proporciona solo una pequeña ventaja. Combinando estos enfoques, aumentamos nuestras probabilidades de éxito. Te llevará a una dinámica de ensayo y error para descubrir lo que mejor funciona para ti. Con práctica, podemos desarrollar nuevos hábitos que sustituyan a aquellos que promueven la procrastinación.

Si estás decidido a superar la procrastinación, aquí tienes un plan para empezar:

1. Piensa cuidadosamente en cómo la procrastinación afecta a tu vida.
2. Identifica una tarea que tendrías que hacer o una que habitualmente luchas por hacer con diligencia y que planificarás para realizar esta semana.
3. Elige una o dos estrategias de cada uno de los campos (pensar, actuar, ser) para ayudarte a terminar tu tarea. Ten cuidado de no elegir tantas estrategias que no lo puedas gestionar y resulte contraproducente.
4. Sigue la pista de tu progreso y de lo que te resulta útil.
5. Utiliza técnicas adicionales cuando sea necesario.
6. Ten una lista de técnicas en las que confiar, por si las necesitas.
7. Aplica lo que te funciona en otras áreas en las que tiendas a procrastinar.

Y, no hace falta decirlo, ¡disfruta del mayor éxito y el menor estrés que van asociados a la realización puntual de las tareas! Felicítate cada vez que llegas a tiempo y observa cómo estás mucho más relajado cuando no tienes que preocuparte por el trabajo no terminado.

CAPÍTULO 8

Supera la preocupación, el miedo y la ansiedad

El miedo sobrecogedor es una de las emociones más paralizantes. Cuando estamos atenazados por el miedo, es difícil centrarnos en otra cosa, ya que nuestro sistema nervioso está en alerta elevada y nuestros cuerpos se preparan para la acción. En este capítulo, veremos las distintas manifestaciones del miedo y las herramientas que necesitarás para superarlas.

> Kendra se vio suspirando una vez más y percibiendo el comienzo de un dolor de cabeza por la tensión. Toda la mañana había estado preocupada por la operación de su madre y pensó en mirar su móvil una vez más para ver si su padre había llamado con novedades. ¿Y si la biopsia revelase que su madre tenía cáncer? Un segundo después se sobresaltó cuando sonó su móvil y, nerviosa, contestó: «¿Papá?». Oyó el comienzo de una grabación donde le ofrecían una tarjeta de crédito, soltó un suspiro de exasperación y colgó. Sintió que la cabeza empezaba a martillearle.

Como Kendra, todos nosotros en algún momento nos sentimos atenazados por el miedo. Podemos tener inclinación a preocuparnos con frecuencia sobre cosas que nunca ocurren o quizás sentimos ataques de pánico cuando tenemos que hablar delante de un grupo. Veamos una comprensión de estas experiencias desde la perspectiva de la TCC.

UNA PALABRA SOBRE LA TERMINOLOGÍA

Los psicólogos distinguen a veces entre varias palabras relacionadas con el miedo:

- El **miedo** tiene lugar en presencia de algo que atemoriza a la persona.
- A diferencia de ello, la **ansiedad** implica una amenaza imaginada que puede materializarse o no.
- La **preocupación** es un tipo de ansiedad en el que pensamos una y otra vez en resultados temidos en situaciones que implican incertidumbre.

Por ejemplo, diríamos que a Peter le preocupaba encontrar un perro mientras iba andando al trabajo, sentía ansiedad cuando veía un perro que cruzaba la calle y experimentaba un miedo intenso cuando un perro grande corría hacia él en el parque.

Nuestro uso cotidiano de estas palabras no es tan preciso y en este capítulo seguiré más bien los usos habituales de estos términos.

¿QUÉ ES LA ANSIEDAD?

Si bien demasiada ansiedad puede debilitar, demasiada poca ansiedad tampoco es buena. Necesitamos una cierta cantidad de ansiedad para motivarnos a cuidar aquello que nos importa.

Peter estaba acostado en la cama, pensando en dormir un rato más. Miró el reloj: las seis y nueve minutos de la mañana. Su tren salía en una hora. Imaginaba las consecuencias de tener que tomar un tren posterior, lo cual implicaría llegar tarde a su primera cita del día. Indudablemente, su jefe no se lo tomaría muy bien. Finalmente suspiró, apagó la alarma y saltó de la cama.

Peter estaba experimentando la cantidad adecuada de ansiedad: suficiente para que se levantase y saliera de la cama a tiempo, y no demasiada como para sentirse abrumado o para alterar su ejecución. Como Peter, tenemos la capacidad de imaginar consecuencias futuras que dependen de nuestras acciones. Sea un trabajo, una primera cita, una entrevista profesional, una competición o cualquier otra cosa, sabemos que nuestras acciones afectan a lo que ocurre. Este conocimiento crea un estado de energía y una motivación elevados para dar lo mejor de nosotros. Recuerda del capítulo uno que la TCC tiene en cuenta las conexiones entre pensamientos, sentimientos y conductas. Con ansiedad, los pensamientos están centrados en la amenaza, los sentimientos incluyen nerviosismo y miedo, y las conductas incluyen esfuerzos para evitar los resultados temidos.

El esquema de las experiencias de Kendra con la ansiedad mientras esperaba noticias de su madre tenía este aspecto:

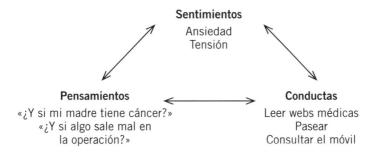

Sentimientos
Ansiedad
Tensión

Pensamientos
«¿Y si mi madre tiene cáncer?»
«¿Y si algo sale mal en
la operación?»

Conductas
Leer webs médicas
Pasear
Consultar el móvil

Sus preocupaciones sobre la salud de su madre estimulan su ansiedad y su tensión, lo que a su vez le provoca más pensamientos de preocupación. Sus sentimientos y conductas interactúan de manera similar y se refuerzan mutuamente, creando un estado de temor ansioso.

Aunque la ansiedad de Kendra se manifestaba como preocupaciones intensas, hay muchos modos a través de los cuales la ansiedad se muestra en nuestras vidas.

EL NIVEL ÓPTIMO DE ANSIEDAD

Hace más de cien años, los investigadores con animales Robert Yerkes y John Dodson proporcionaron una clara demostración de la relación entre emoción y motivación. Probaron lo rápidamente que los ratones aprendían una tarea de laboratorio. Una respuesta errónea tenía como consecuencia un *shock* de distintos grados de intensidad. Sus resultados mostraron que los niveles más bajos de *shock* conducían a un aprendizaje relativamente lento, ya que el ratón parecía insuficientemente motivado por el castigo suave. Los niveles más altos de *shock* producían también un aprendizaje lento, dado que el ratón parecía haber alcanzado un estado elevado de estimulación que interfería en el aprendizaje.

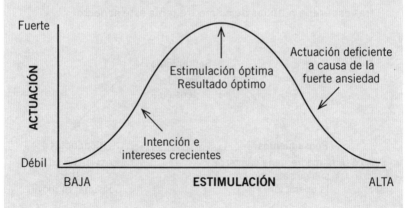

Los psicólogos denominan este patrón «U invertida» a causa de la forma que adopta al plasmarse en forma de gráfica. Los humanos muestran el mismo patrón de U invertida como función de su ansiedad; demasiado o demasiado poco perjudica nuestro resultado, mientras que unas cantidades modestas maximizan nuestro éxito. Por ejemplo, cantidades moderadas de estimulantes como el café pueden aumentar nuestra energía y nuestra concentración, mientras que cantidades más altas nos hacen sentirnos nerviosos y demasiado estimulados.

LOS MUCHOS ROSTROS DEL MIEDO

Los trastornos de ansiedad constituyen los diagnósticos psiquiátricos más comunes, abarcando un amplio abanico de estados. En su revisión más reciente, los creadores de la quinta edición del *Diagnostic and Statistical Manual of Mental Disorders* (*DSM-5*) [Manual diagnóstico y estadístico de los trastornos mentales], eliminaron el trastorno obsesivo-compulsivo (TOC) y el trastorno por estrés postraumático (TEPT). Hubo varias razones para estos cambios, pero se sigue entendiendo en un sector muy amplio que estos dos estados pueden presentar una fuerte dosis de ansiedad. El TEPT y el TOC responden también a enfoques en el tratamiento similares a los restantes trastornos de ansiedad, y por ello se incluyen en este capítulo.

FOBIA ESPECÍFICA

Un miedo excesivo ante ciertos estímulos puede indicar una fobia específica. La persona puede darse cuenta de que sus miedos son exagerados, aunque eso no hace que sea más fácil liberarse de ellos. La evitación del objeto o de la situación que se teme es muy común. Todo puede convertirse en objeto de miedo, pero algunos son más típicos. Estos incluyen:

- **Ciertas situaciones** (por ejemplo, subir en ascensor o volar en avión).
- **Entornos naturales** (por ejemplo, las tormentas o las alturas).
- **Animales** (por ejemplo, las arañas o las serpientes).
- **Sangre provocada por agujas** (por ejemplo, al donar sangre o al recibir una vacuna).

TRASTORNO DE ANSIEDAD SOCIAL

Es normal sentir una cierta ansiedad en situaciones sociales, especialmente cuando estamos interpretando o cuando nos están evaluando. La ansiedad social puede ser un trastorno cuando es tan fuerte que provoca un tremendo estrés o lleva a que una persona evite las situaciones que la desencadenarían. Algunas situaciones temidas típicas son:

- Dar un discurso o hacer una presentación.
- Hablar en un grupo de personas.
- Comer delante de otros.
- Ir a una fiesta.
- Ser el centro de atención.
- Mostrarse en desacuerdo con alguien.
- Conocer a gente nueva.

En cada una de estas situaciones, la persona teme hacer algo vergonzoso o que los demás piensen mal de ella. Parte de lo que puede hacer que la ansiedad social persista es que resulta difícil convencerse de que los miedos no están justificados. Por ejemplo, ¿cómo podemos saber que la gente no ha aborrecido nuestro discurso de boda, incluso si hacen lo que socialmente se espera y nos dicen que ha sido fantástico? La incertidumbre inherente a las situaciones sociales puede perpetuar nuestros miedos.

TRASTORNO DE PÁNICO

Un ataque de pánico es un período concreto de ansiedad extrema, generalmente acompañado de síntomas físicos como sudor, palpitaciones y dificultad respiratoria. El pánico a menudo implica alteraciones de nuestro sentido de la realidad, como percibir cosas que no son reales (desrealización) o sentirse desapegado de nuestra experiencia (despersonalización).

La mayoría de la gente sufrirá al menos un ataque de pánico en su vida. El pánico es parte de un trastorno cuando lleva al miedo de que algo terrible está ocurriendo (por ejemplo: «Estoy teniendo una embolia») o cuando se padece un terror intenso al siguiente ataque.

Los ataques de pánico son tan desagradables que las personas con trastornos de pánico empiezan a evitar cualquier situación que sea susceptible de producirles uno, especialmente si resultase difícil huir. Algunos de los lugares que la gente evita comúnmente son los puentes, los cines (especialmente sentarse a mitad de una fila) y los trenes. Este tipo de evitación puede indicar, además, un diagnóstico de agorafobia.

> *Parte de lo que implica ser humano es gestionar el equilibrio entre anticipar el futuro y aceptar la incertidumbre. La preocupación es una señal de que el equilibrio se ha roto.*
>
> **Susan M. Orsillo y Lizabeth Roemer,**
> *Vivir la ansiedad con conciencia*

TRASTORNO DE ANSIEDAD GENERALIZADA

Así como el trastorno de pánico supone una sensación de peligro inmediato, el trastorno de ansiedad generalizada (TAG) implica una ansiedad más difusa referente a sucesos futuros. El corazón del TAG consiste en una preocupación continua respecto a un amplio abanico de cosas (como el término *generalizada* sugiere). Una persona que conozco comparaba el TAG al estrés de la semana de exámenes finales, pero aplicado a todas las situaciones de la propia vida. La preocupación excesiva e incontrolable en el TAG lleva a síntomas como dificultad para concentrarse, problemas para dormir, tensión muscular e inquietud.

TRASTORNO POR ESTRÉS POSTRAUMÁTICO

La ansiedad es una respuesta comprensible cuando hemos pasado por un terrible suceso traumático. Cualquier cosa que suponga una amenaza a nuestro bienestar físico puede conducir al TEPT, incluyendo los desastres naturales, los accidentes de coche, las agresiones sexuales y las guerras, entre otras muchas cosas. Presenciar algo espantoso que le ocurre a alguien o tener conocimiento de un trauma que alguien cercano a nosotros ha experimentado también puede abocarnos al TEPT.

Después de experimentar un trauma terrible, la mayoría de las personas tienen síntomas como:

1. **Volver a imaginarlo y a experimentarlo.** Esto incluye memorias invasivas, pesadillas y fuertes reacciones emocionales al recordar el suceso.
2. **Evitación.** Esto incluye intentar no pensar sobre el trauma, así como evitar personas, lugares y cosas que le recuerdan a la persona lo que sucedió.
3. **Cambios en el pensamiento y en el estado de ánimo.** Por ejemplo, podemos empezar a ver el mundo como un lugar muy peligroso y a nosotros mismos como impotentes para lidiar con él.
4. **Hiperalerta.** Esto significa que nuestro sistema nervioso está en alerta elevada. Podemos tener problemas para dormir y para concentrarnos, además de estar constantemente comprobando si hay peligro a nuestro alrededor.

Estas reacciones son muy típicas para casi todo el mundo después de un trauma. Para observar los criterios del TEPT, tienen que cumplir el requisito, de algún modo arbitrario, de durar más de un mes.

TRASTORNO OBSESIVO-COMPULSIVO

Nuestros cerebros están programados para detectar la posibilidad de peligro e intentar evitarlo. Un fallo en esta función esencial puede llevar al TOC. Las **obsesiones** en este trastorno son pensamientos repetitivos acerca de algo malo que podría ocurrir, como enfermar, ofender a Dios, provocar un incendio o dañar a otra persona. Naturalmente, se quiere evitar estos resultados temidos, lo que lleva al impulso irresistible de neutralizar el miedo obsesivo mediante **compulsiones**.

Ejemplos del ciclo obsesión-compulsión son:

Miedo a enfermar ➡ Lavarse las manos

Miedo a haber golpeado a un peatón ➡ Mirar por el espejo retrovisor

Miedo a haber blasfemado ➡ Pronunciar una oración ritual

Las compulsiones quedan fuertemente reforzadas a través del refuerzo negativo analizado en el capítulo siete (ver la página 135 y siguientes). Al mismo tiempo, las personas con TOC generalmente se sienten mal después de realizar la compulsión, porque no hay modo de tener la certeza de que lo que temen no suceda. Como consecuencia, es probable que repitan la compulsión y pierdan horas al día atascadas en el ciclo obsesión-compulsión.

Aunque muchas afecciones mejoran con distintos tipos de psicoterapia, el TOC requiere un tratamiento específico. La terapia que ha obtenido mejores resultados se denomina terapia de exposición y prevención de respuesta, que es un tipo de TCC. Como el nombre indica, implica exponerse a los miedos relacionados con el TOC y abandonar las compulsiones que mantienen el trastorno.

OTRAS MANIFESTACIONES

Incluso si no cumples los criterios para alguno de estos estados de ansiedad del *DSM-5*, el miedo puede jugar un papel inútil en tu vida como factor saboteador. Por ejemplo, las maneras sutiles y constantes en que tomamos decisiones basadas en el miedo pueden tener profundos efectos en el curso de nuestras vidas. Es más, esas manifestaciones de miedo pueden estar tan presentes que ni siquiera las reconozcamos. Son miedos que nos mantienen atrapados no en un trastorno debilitador, sino en una vida medio vivida. Esos miedos entran en funcionamiento cuando:

- Nos limitamos por temor al éxito.
- Evitamos asumir riesgos razonables por temor al fracaso.
- Vivimos del modo como creemos que otros esperan de nosotros y no como nosotros queremos vivir.
- Evitamos la vulnerabilidad que surge de la verdadera intimidad.
- Experimentamos ira surgida del miedo (por ejemplo, ponernos furiosos con un ser querido por llegar tarde porque nos preocupamos por su seguridad).

Tómate un tiempo para pensar en cómo se manifiesta el miedo en tu propia vida. Si bien el miedo está diseñado para mantenernos a salvo, puede impedirnos vivir libremente y de manera plena si dejamos que guíe nuestras acciones. Vayamos ahora a las herramientas que pueden ayudar a aliviar la ansiedad.

ESTRATEGIAS PARA SUPERAR LA PREOCUPACIÓN, EL MIEDO Y LA ANSIEDAD

Hay muchas herramientas para gestionar la preocupación, el miedo y la ansiedad aplastantes, entre ellas las técnicas cognitivas, conductuales y de mindfulness.

PENSAR (COGNITIVAS)

Cuando se active nuestro miedo, es probable que tengamos pensamientos que nos aterren incluso más. Por ejemplo, si estamos agarrotados de miedo en un avión, podríamos llegar a convencernos de que el avión va a tener un accidente, lo que aumenta nuestro miedo y el ciclo sigue (ver el ejemplo de ansiedad en la TCC al comienzo de este capítulo). Retando a nuestros pensamientos de ansiedad, podemos interrumpir este bucle de retroalimentación.

Una nota de advertencia: cuando estamos agobiados por la ansiedad, es difícil o incluso imposible hablarnos solo con la razón. Estas técnicas tenderán a ser más efectivas antes de que la ansiedad nos haya dominado y en combinación con técnicas conductuales y de mindfulness.

LA ANSIEDAD Y TU CEREBRO

Imagina que estás disfrutando de un lindo paseo por el bosque cuando encuentras algo escurridizo en el suelo. La luz que refleja el objeto entrará en tus ojos y llegará a tu retina, llevando unas señales que viajan a través de la estación difusora del cerebro (el tálamo) y a las áreas visuales primarias situadas en la parte trasera del cerebro. Luego, la información se difunde a otras partes del cerebro, incluyendo las áreas de la memoria que identifican el objeto con el concepto «serpiente».

El hecho de que veas una serpiente pasa a continuación a otras áreas, que incluyen la amígdala, situada en la parte profunda del cerebro, que es fundamental para sentir y expresar el miedo y otras emociones. ¿Cómo sabe tu cerebro que ha de temer a la serpiente que tienes a tus pies, en el suelo, pero no a la que hay detrás del cristal en el zoo? La amígdala también recibe información del hipocampo, que es fundamental para comprender el contexto. Gracias al hipocampo puedes incluso sentir miedo la próxima vez que andes por el bosque, aunque no tropieces con una serpiente. A continuación, las señales de la amígdala activan un área del cerebro llamada hipotálamo, que activará la respuesta de lucha o huida del sistema nervioso simpático, mediante la liberación de hormonas del estrés, como la epinefrina (adrenalina). El hipotálamo hace también que la glándula pituitaria libere hormonas en el riego sanguíneo, que viajan a las glándulas suprarrenales (que se asientan sobre los riñones), provocando que liberen otras hormonas del estrés, como el cortisol. Nuestra existencia en este planeta ha dependido de esta respuesta coordinada, que nos permite reconocer las amenazas y responder a ellas, como alejarnos de la serpiente. Igual que es importante para nuestra supervivencia aprender a temer ciertos estímulos, también es adaptativo aprender cuándo el peligro es mínimo, para que no seamos excesivamente temerosos. Este nuevo aprendizaje depende de que les proporcionemos a nuestros cerebros nueva información, que puede prevenir la evitación guiada por la ansiedad. Por ejemplo, si siempre evito a los perros porque un perro grande me derribó cuando era niño, nunca aprenderé que mi primer encuentro no tiene por qué ser mi experiencia habitual con los perros. Cuando practicamos las técnicas de mindfulness y las cognitivo-conductuales para tratar el miedo y la ansiedad, estamos volviendo a entrenar estas áreas cerebrales para cambiar su respuesta a aquello que nos asusta.

Recuerda que la ansiedad no es peligrosa. A menudo a lo que tememos es a la propia ansiedad, creyendo que es peligroso sentirla. No obstante, por inconfortable que pueda ser, la ansiedad en sí misma no es perjudicial. Además, el miedo a sentirla solo lleva a más ansiedad. Recuerda, incluso en un ataque grave de ansiedad, que los síntomas físicos, mentales y emocionales no te perjudicarán.

Vuelve a considerar la probabilidad del peligro. Nuestro miedo nos convencerá de que lo que tememos va a suceder realmente. Pero ten en cuenta que los trastornos de ansiedad, por definición, suponen miedos desproporcionados teniendo en cuenta el riesgo real, de ahí que la probabilidad de que lleguen a ser ciertos es realmente muy baja. Si tu miedo te dice que algo verdaderamente malo es probable que ocurra, puedes utilizar el formulario la creencia central del capítulo cinco (ver la página 105) para comprobar esta creencia. ¿Qué fuerza tiene la evidencia que la apoya? ¿Hay alguna evidencia contra ella? ¿Ha ocurrido antes, y si es así, con qué frecuencia? Si descubres cualquier error en tu pensamiento, vuelve a valorar, a la luz de la evidencia, la probabilidad de que lo que temes ocurra realmente.

Vuelve a valorar la gravedad de la amenaza. A veces el error cognitivo que cometemos no tiene que ver con lo probable que es que se produzca un resultado negativo, sino con lo malo que sería. Por ejemplo, Joe creía que sería terrible si la gente supiera que sentía ansiedad al dar una charla. Al examinar su pensamiento, se dio cuenta de que la gente podía saber lo que experimentaba por el temblor de su voz o de sus manos inquietas, pero fue consciente de que probablemente no sería nada grave. Al fin y al cabo, había escuchado antes a oradores que parecían nerviosos y su ansiedad no había teñido su percepción global de la persona ni la calidad de su discurso.

¿Por qué preocuparse? Preocuparse es un mal hábito que hay que romper, especialmente porque a menudo creemos que deberíamos preocuparnos. Podemos decirnos a nosotros mismos que preocuparse:

- Nos ayuda a pensar en soluciones para un problema.
- Evita que seamos cegados por malas noticias.
- Muestra que nos importa.
- Puede hacer que las cosas salgan bien.
- Ayuda a motivarnos.

Estas creencias generalmente son falsas. Por ejemplo, no podemos evitar un dolor potencial imaginando el peor escenario, que tan perturbador sería si realmente ocurriera; además sentimos una angustia innecesaria por las incontables preocupaciones que nunca se materializan. Cuando vemos la inutilidad de la preocupación, es más probable que podamos reorientar nuestros pensamientos.

Comprueba tus predicciones. Esta técnica se halla en la intersección entre el enfoque cognitivo y el conductual. Cuando has identificado un miedo acerca de cómo se desarrollará una situación, puedes diseñar un modo de ver si tu predicción era correcta.

Lily hacía frente a una enorme ansiedad social en el trabajo. Estaba convencida de que si hablase en una reunión, sus colegas ignorarían sus ideas y probablemente incluso las criticarían. Escribió estos y otros resultados esperados antes de una reunión y luego asumió el riesgo y expuso sus pensamientos. Aunque la gente parecía un poco sorprendida cuando habló, nadie criticó sus ideas. De hecho, su supervisor le pidió que liderase un subgrupo que desarrollaría la propuesta que ella había realizado. Después de la reunión, Lily escribió el resultado real que contradecía su predicción.

Como vimos en el capítulo cinco, nuestras creencias centrales pueden distorsionar nuestros recuerdos, reforzando así nuestras creencias. Es importante tomar nota de cuándo nuestras predicciones se muestran falsas, para ayudarnos a codificar y recordar información que es contraria a nuestras expectativas. Comprobar nuestras predicciones se halla estrechamente relacionado con la exposición, algo que exploraremos más tarde en este capítulo.

ACTUAR (CONDUCTUALES)

Cuando cambiamos el modo de responder a las situaciones que nos provocan ansiedad, podemos aprender nuevas conductas que disminuyen nuestro miedo. Revisemos algunas estrategias para utilizar nuestras acciones con el fin de combatir nuestra ansiedad.

Acércate a lo que temes. Hacer frente a nuestros miedos de manera directa en la TCC se llama «terapia de exposición» y es el antídoto a la evitación que mantiene la ansiedad. (Dando por hecho, obviamente, que lo que tememos no es muy arriesgado realmente; enfrentarnos a un perro que muerde no arreglará nuestra fobia a los animales, por ejemplo). Exponernos a aquello que nos aterroriza disminuye nuestra ansiedad del modo siguiente:

- Permitiendo que nuestro sistema nervioso aprenda que el peligro es exagerado.
- Dándonos la confianza de que podemos hacer frente a nuestros miedos sin ser abrumados.
- Reforzando nuestra conciencia de que la ansiedad no es peligrosa.

Cientos de estudios han mostrado que la exposición constituye un arma poderosa contra la angustia exagerada; posteriormente en este capítulo veremos un plan paso a paso para llevar a cabo la exposición.

Haz frente a las manifestaciones físicas del miedo. La ansiedad acerca de la ansiedad puede presentar un desafío adicional. El trastorno de pánico en particular puede impedir correr, porque la respiración cortada resultante y las palpitaciones del corazón son similares a lo que se experimenta durante el pánico. Evitar las sensaciones físicas no hace más que fortalecer nuestro miedo y nos vuelve más sensibles a las sensaciones. La terapia de exposición puede disminuir nuestro miedo a los síntomas de la ansiedad física. Por ejemplo, podemos caminar dando saltos para producir disnea, dar vueltas a una silla para marearnos o abrigarnos mucho para sudar. Hacer este tipo de cosas una y otra vez reduce nuestro miedo a las sensaciones físicas.

Abandona las conductas seguras. Cuando tenemos que hacer algo que nos asusta, a menudo incorporamos conductas encaminadas a evitar que aquello que tememos suceda. Por ejemplo, si tememos quedarnos en blanco mientras pronunciamos una conferencia, podemos escribir y leer toda nuestra presentación. Otros ejemplos son:

- Guardar las manos en los bolsillos en las situaciones sociales, si nos tiemblan.
- Ser excesivamente precavidos para evitar ofender a alguien.
- Viajar con un compañero, solo debido a la ansiedad.
- Comprobar tres veces un correo electrónico buscando errores antes de enviarlo.

Hay dos problemas principales con las conductas seguras. Primero, nos hacen creer que si no fuera por ellas, las cosas habrían ido realmente mal, lo que perpetúa las conductas y nuestros miedos. En segundo lugar, pueden realmente perjudicar nuestra realización, como cuando un orador capaz tiene que confiar exageradamente en las notas, lo que impide que se involucre con la audiencia.

En realidad, muchas de nuestras conductas seguras son inútiles, pero nunca lo descubrimos si siempre las utilizamos (igual que una práctica supersticiosa que tememos abandonar). Podemos combinar comprobar nuestras predicciones con soltar las conductas seguras para verificar directamente si son necesarias.

SER (MINDFULNESS)

El mindfulness proporciona varios modos de gestionar nuestros miedos, tanto permaneciendo centrado en el presente como aceptando los componentes de la práctica. Si todavía no has leído el capítulo seis, te animo a hacerlo antes de seguir con esta sección.

Entrena tu respiración. Nuestra respiración está estrechamente conectada con nuestra ansiedad: lenta y equilibrada cuando estamos a gusto y rápida y entrecortada cuando tenemos miedo. Puedes percibir el contraste ahora mismo haciendo primero una serie de inspiraciones y espiraciones rápidas y profundas. Observa cómo te sientes. Luego, inspira lentamente y espira más lentamente todavía. ¿Sientes la diferencia? Cuando sentimos ansiedad, muchas veces ni nos damos cuenta de que nuestra respiración lo refleja. Una vez que nos hacemos más conscientes de la calidad de nuestra respiración, podemos practicar una respiración más relajada:

1. Inspira suavemente contando hasta dos.
2. Espira lentamente contando hasta cinco.
3. Tras espirar contén la respiración mientras cuentas hasta tres.
4. Repite desde el paso 1 entre cinco y diez minutos, una o dos veces al día.

Estos períodos de atención concentrada sobre la respiración harán que sea más fácil practicar la respiración relajada cuando más la necesites. Cuando sientas que tu ansiedad comienza a aumentar, practica volver a la respiración.

Céntrate en el presente. La ansiedad capta nuestra atención y nos empuja hacia el futuro. Con la práctica, podemos entrenar la mente a regresar al presente. A medida que nos desprendemos de los miedos centrados en el futuro, permitimos que se suelten las garras de la ansiedad. Utiliza los sentidos para volverte al instante presente, prestando realmente atención a lo que ves, sientes, etc. Ten presente que no hace falta apartar tu ansiedad, algo que de todos modos no funciona. Simplemente lleva tu conciencia a tu experiencia inmediata y vuelve a traerla cuando divagues con tus preocupaciones.

Dirige tu atención hacia el exterior. Algunos estados de ansiedad, especialmente el pánico, la ansiedad social y la ansiedad ante la enfermedad, llevan a centrarnos en nosotros mismos: en los síntomas que experimentamos, en nuestro ritmo cardíaco, en las sensaciones físicas preocupantes, en cómo estamos encontrándonos con la persona con la que hablamos, etc. Esta preocupación no hace más que intensificar nuestra ansiedad e incomodidad. Mindfulness ofrece la posibilidad de entrenar nuestra atención para dirigirla al exterior, a lo que está ocurriendo en el resto del mundo. Por ejemplo, podemos observar lo que hace la gente que nos rodea, qué aspecto tiene el cielo justo en este momento o la forma de un árbol que hemos visto miles de veces pero que en realidad nunca lo habíamos contemplado despacio. Podemos descubrir que no solo interrumpimos la atención centrada en nosotros mismos, que alimenta la ansiedad, sino que también damos un paso hacia una experiencia más rica de la vida.

Acepta que tienes miedo de lo que pueda ocurrir. Parte de lo que sostiene nuestro miedo y nuestra preocupación es la resistencia mental a lo que tememos que pueda suceder. No podemos estar seguros de cómo se desarrollarán las cosas y sin embargo seguimos intentando controlar de algún modo los resultados. Cuando aceptamos que no podemos controlar lo que ocurre, somos capaces de superar esa tensión. Podemos reconocer que nuestra charla podría salir realmente mal, que podríamos perder nuestra salud, que podríamos tener un accidente y que la tragedia podría caer sobre las personas que amamos. Este tipo de aceptación es probable que al principio aumente la ansiedad, razón por la cual la evitamos, y luego puede llevar a una sensación de mayor paz cuando abandonamos el control que, para empezar, nunca tuvimos.

Abraza la incertidumbre. En la misma línea de la aceptación, podemos reconocer, incluso abrazar, la incertidumbre inherente a nuestra vida. ¿Quién sabe realmente cómo le irán las cosas? Ese misterio puede ser terrorífico, especialmente cuando preferiríamos controlarlo todo siempre. Al mismo tiempo, resulta liberador alinearnos con la naturaleza de la vida, que es fluida, sorprendente e impredecible. Ya que este es el mundo en que vivimos, ¿por qué no darle la bienvenida?

PRACTICAR LA TERAPIA DE EXPOSICIÓN

Querer hacer frente a nuestros miedos es una cosa; hacerlo es otra. Ayuda mucho tener un enfoque estructurado, algo que la TCC ofrece en la terapia de exposición. La exposición eficaz es:

* **Intencional.** Le enseñamos a nuestro cerebro una lección crucial cuando nos aproximamos a nuestros miedos deliberadamente, en lugar de simplemente no salir corriendo cuando entramos en contacto con ellos incidentalmente.
* **Progresiva.** Comenzamos con lo más fácil y poco a poco seguimos con lo más difícil.
* **Prolongada.** Necesitamos permanecer con nuestros miedos en lugar de huir, para aprender algo nuevo.
* **Repetitiva.** Múltiples confrontaciones con nuestros miedos pueden desarmarlos.

Con estos principios en mente, sigue estos pasos para conquistar tus miedos:

1. **Crea una lista de modos de actuar frente a tus miedos.** Incluye puntos que varíen en dificultad. Sé tan creativo como puedas para concebir una variedad de situaciones que desencadenarían tu miedo.

2. **Califica el grado de dificultad de cada uno.** Calcula cuánta ansiedad sentirías en cada situación; una escala del 0 al 10 tiende a funcionar bien, pero utiliza una distinta si prefieres. Mira el ejemplo que viene a continuación.

3. **Ordena tus puntos en orden descendente de dificultad.** Esta lista ordenada de exposición de ideas se denomina tu «jerarquía». Puedes confeccionar tu jerarquía en una hoja de cálculo para que sea más fácil trabajar con ella. Al repasar tu lista, ¿percibes algunos vacíos en tus números, como un salto desde un 2 a un 7? Si es así, busca maneras de modificar tus puntos para hacerlos más fáciles o más difíciles y poder añadir puntos intermedios. Por ejemplo, realizar una actividad difícil con un ser querido puede hacerla más llevadera y facilitar una transición para luego poder llevarla a cabo tu solo.

Jason estaba decidido a superar su miedo a conducir. Una versión abreviada de su jerarquía de exposiciones sería algo así:

ACTIVIDAD	NIVEL DE INCOMODIDAD (1-10)
Conducir por la autopista yo solo	9
Conducir por la autopista con un amigo	7
Conducir hacia el trabajo	6
Conducir hasta el supermercado	5
Conducir por mi barrio	4
Sentarme en el asiento del conductor con el coche aparcado	2

4. **Planifica y completa tus primeras exposiciones.** Elige un punto de tu jerarquía y confecciona un horario para hacerlo. Es mejor elegir uno de dificultad baja o moderada, lo suficientemente fácil como para que te permita tener éxito y lo suficientemente difícil como para que te sientas bien al conseguirlo.

   Asegúrate de seguir los cuatro principios de la exposición eficaz, especialmente resistir la incomodidad. No tienes que esperar hasta que tu ansiedad haya desaparecido por completo, pero es bueno alcanzar un punto en el que al menos haya comenzado a disminuir. Huir de una exposición es probable que refuerce tus miedos. Ten cuidado también de no caer en conductas seguras, incluyendo compulsiones que estás combatiendo.

5. **Sigue subiendo en tu jerarquía.** Repite cada actividad hasta que comience a parecer más manejable. Las sesiones de exposición deberían estar bastante cerca una de otra, para que el nuevo aprendizaje pueda asimilarse; por ejemplo, será mejor la práctica diaria que la práctica semanal. Pero ten presente que la proximidad de las prácticas no siempre es lo mejor, pues cuatro sesiones de exposición el mismo día probablemente no es tan efectivo como cuatro días seguidos de exposición.

Cuando estés preparado, sube hacia peldaños más difíciles. El proceso será como subir una escalera, donde el éxito en los peldaños inferiores posibilita el éxito siguiente a medida que vas ascendiendo. Si no puedes terminar un ejercicio difícil, regresa a un nivel inferior para practicar más antes de intentar otra vez el más difícil. Es normal que los niveles de miedo varíen entre las sesiones de práctica, muchas veces sin razón aparente, así que no dejes que retrocesos temporales te tumben. Simplemente sigue trabajando según tu plan. Remítete a los principios siempre que lo necesites mientras realizas las exposiciones. También puedes incorporar cualquiera de las estrategias piensa-actúa-sé en las exposiciones, como por ejemplo aceptar la incomodidad. El proceso de la terapia de exposición no solo reducirá tu miedo, sino que también aumentará tu disponibilidad y tu capacidad de tolerar la incomodidad.

RESUMEN DEL CAPÍTULO Y DEBERES PARA CASA

El miedo puede regir nuestra vida de muchas maneras, si lo permitimos. En este capítulo, hemos repasado algunos de los estados de ansiedad más frecuentes y los modos en que la ansiedad puede influir en nuestra experiencia. También hemos tratado muchas estrategias del marco de referencia pensar-actuar -ser, para recuperar tu vida de la ansiedad y el miedo agobiantes.

Estas estrategias individuales funcionan bien juntas; por ejemplo, practicar la aceptación de los resultados temidos, mientras hacemos la exposición, y verificar nuestras predicciones respecto a lo que esperábamos que sucediera. Siguiendo un programa sistemático de exposición, podemos transformar nuestra decisión de conquistar nuestros miedos en un verdadero progreso.

Cuando estés listo para hacer frente a tus miedos, he aquí algunos modos de empezar:

1. Realiza un diagrama de TCC de tus miedos, identificando los pensamientos, sentimientos y conductas relevantes, así como las relaciones entre ellos.
2. Busca maneras sutiles a través de las cuales el miedo te afecta y que no son inmediatamente evidentes.
3. Elige estrategias de las categorías pensar, actuar y ser, para practicar en los próximos días.

4. Si tienes miedos específicos que se prestan bien a la terapia de exposición, empieza con el paso 1 y trabaja de manera coherente mediante el plan establecido.

5. Equilibra el trabajo pesado de hacer frente a tu miedo con un cuidado de ti mismo constante (ver el capítulo diez). Ser amable contigo mismo te ayudará en todo este proceso.

CAPÍTULO 9

Mantén la calma: gestiona la ira

La ira puede ser una potente experiencia emocional, para bien o para mal. En este capítulo examinaremos la ira problemática y modos de gestionarla de manera efectiva.

Alan quedó desconcertado cuando se vio en el espejo mientras esperaba a que le contestaran al teléfono. La cara enrojecida y la expresión furiosa que tenía casi le hicieron reír. «Parezco un maníaco», pensó para sí. Su calvario había comenzado cuarenta y cinco minutos antes cuando llamó para cambiar un producto que había encargado. Tuvo que hacer varios intentos para ir más allá de las indicaciones automatizadas, ya que el sistema seguía diciéndole que se mantuviera a la escucha, y tras varios minutos desconectaba. Cuando llegó a poder hablar con un ser humano, estaba empezando a encolerizarse.

La voz del otro lado del hilo no parecía muy simpática cuando se quejó de lo difícil que era hablar con ellos y, cuando explicó su petición de un cambio, le recitó la política de la compañía: «Hay un margen de dos semanas para devoluciones o cambios y desgraciadamente no se hacen excepciones». Alan apretó los dientes y describió su situación extenuante: no recibir el pedido hasta después de haber pasado catorce días, su mudanza reciente, la dirección actualizada que no se había registrado... La persona encargada replicó con una calma irritante:

—Señor, es responsabilidad del comprador actualizar su dirección.

Furioso, Alan contestó:

—Me gustaría hablar con alguien que no sea duro de oído.

—Un momento, ahora le transfiero.

Después de cinco minutos de música, la línea se interrumpió. Todo lo que pudo hacer Alan fue no lanzar su teléfono contra la pared. Veinte minutos después, tuvo una conversación similar y soltó una lista de improperios, para terminar pidiendo «hablar con alguien a quien le importe un mínimo la atención al cliente».

Todos hemos experimentado situaciones irritantes, ya sea con trabajadores del servicio de atención al cliente, amigos, parejas, padres, hijos, clientes, jefes o extraños. Cuando se canaliza adecuadamente, la rabia puede ser una fuerza para el bien. Sin embargo, la ira excesiva tiene efectos poco saludables, tanto sobre nuestra salud como sobre nuestras relaciones.

Empecemos explorando los tipos de ira y cómo se expresan, y luego veremos modos de gestionarla.

COMPRENDER LA IRA

Hay muchas palabras para describir nuestras experiencias de ira. El enfado o la irritación describen formas más suaves de ira, mientras que la rabia y la furia sugieren estados emocionales más intensos. La calidad de nuestra ira también varía. Nos sentimos frustrados cuando nuestros objetivos se tuercen, exasperados cuando nuestra ira se mezcla con la incredulidad, ultrajados cuando percibimos una violación flagrante de lo que es justo. Otras descripciones de la ira tienen sus propios matices: resentido, amargado, indignado, enfurecido, furibundo, encendido, atravesado, enojado, contrariado, agitado, encolerizado, etc.

¿Qué tienen en común todas estas descripciones? De un modo u otro está la sensación de haber sido perjudicado. Tenemos expectativas de cómo queremos que vayan las cosas y cuando alguien o algo provoca un resultado peor de lo esperado, somos propensos a enfadarnos.

Los pensamientos que tenemos cuando las cosas no salen como esperamos resultan fundamentales para el grado de ira que sentimos. Durante la experiencia que tuvo Alan con el servicio de atención al cliente, pensó: «Esto es una pérdida total de mi tiempo». Justo por debajo de su conciencia se hallaba el siguiente pensamiento relacionado: «A esta gente no le preocupa estar malgastando mi tiempo». Esa interpretación es lo que lo empujó al límite de los sentimientos de rabia.

Alan también tuvo pensamientos relacionados con la expresión de su rabia. A medida que su ira crecía, empezó a sentir que necesitaba castigar a la persona con la que estaba hablando por tratarlo mal. «Tienen que saber que no soy un pringado que puede ser pisoteado», se decía a sí mismo.

Sin que fuera consciente, su cuerpo estaba teniendo su propia serie de reacciones. Su presión sanguínea y la frecuencia de sus latidos cardíacos habían aumentado, a medida que su atención se había estrechado apuntando a su rabia. Su respiración también se había acelerado al comenzar la total activación de su sistema nervioso simpático, más dispuesto a luchar que a huir. Estaba preparado para el combate.

Podemos dividir los componentes de la ira para comprenderla mejor y hallar momentos en el proceso en los que intervenir.

Nuestro modelo de ira comienza con una situación desencade-
nante: alguna violación de nuestra expectativa de cómo tendría-
mos que ser tratados (ver el capítulo cinco) conducirá a reacciones emocionales y físicas. La unión de estos pensamientos, estos
sentimientos y estas sensaciones físicas forma nuestra experiencia
subjetiva de la ira.

En este modelo, realizamos una distinción importante entre
nuestra experiencia de la ira y la expresión de esta. Claramente,
la primera influye en la última, ya que tenemos que experimentar la ira antes de expresarla. Sin embargo, podemos llevar a cabo
una elección respecto a si actuamos y cómo lo hacemos a partir de
nuestra ira.

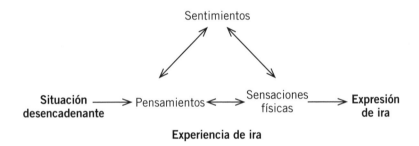

Por ejemplo, cuando alguien nos impide la circulación, podemos decidir no responder en lugar de quejarnos. O podemos
canalizar nuestra ira a través de una respuesta comedida, teniendo
cuidado de mantener la cordura. Otras veces, podemos dar rienda
suelta a nuestra cólera y atacar al objeto de nuestra rabia con palabras duras o incluso con acciones físicas. En el extremo del resultado de una ira descontrolada se puede llegar a los malos tratos o
incluso al homicidio.

Nuestros pensamientos influirán mucho en cómo expresamos nuestra rabia. Es más probable que actuemos desde la rabia
cuando tenemos creencias como que si la gente me trata mal, tengo que castigarlos. Este tipo de creencias dan lugar a pensamientos

que facilitan que nuestra rabia se exprese; pensamientos como: «Tendría que darles una lección» o «Se lo merecen».

LA UTILIDAD DE LA IRA

Igual que con nuestras demás emociones, la ira tiene buenas razones para existir. La rabia es un estado altamente energizado y puede darnos el impulso de defendernos y de defender lo que es justo. Por ejemplo, los coches en mi barrio se pasan los semáforos en rojo en los cruces por los que pasan familias, en una calle concurrida que lleva al parque infantil, incluyendo varias ocasiones en las que nosotros esperábamos para cruzar con nuestros propios hijos. Mi sentido de lo que es correcto, en este caso que los niños necesitan un cruce seguro para atravesar la calle, había sido violado y la rabia que me dio me llevó a establecer contacto con una comisaría local para que añadieran más medidas de seguridad en los cruces. La rabia puede ser extremadamente motivadora.

La ira, la rabia, puede ser también un signo claro de que otros han traspasado nuestras fronteras. Por regla general prestamos atención cuando alguien está enojado, de modo que la ira puede realmente facilitar la comunicación clara. Ciertamente, expresar de manera insuficiente la ira puede ser un problema tanto como expresarla excesivamente. Igual que vimos con la ansiedad, la ira se convierte en un problema cuando la experimentamos hasta tal punto que sus perjuicios superan sus beneficios. Podemos sentirnos enfadados constantemente, incluso sin razón aparente. Podemos precipitarnos y hacer interpretaciones erróneas que llevan a la ira, como suponer que la gente está criticándonos cuando en realidad no lo hacen. Quizás nos cueste salir de los episodios de ira o expresamos rabia de modos malsanos.

Varios trastornos psicológicos pueden llevar a problemas con la ira. Aunque la depresión se relaciona de manera más obvia con sentirse abatido, la irritabilidad es un síntoma muy común. La irritabilidad o incluso la agresividad pueden formar parte también de la hiperactivación en el TEPT. La preocupación omnipresente en el TAG a menudo conduce también a la irritabilidad. Igualmente, los individuos con TOC pueden enrabiarse si ven que otros reactivan sus obsesiones o frustran sus compulsiones. Es importante tratar un trastorno subyacente que puede estar contribuyendo a una ira excesiva. Cuando el trastorno mejore, la ira y la irritabilidad deberían disminuir.

¿QUÉ CONTRIBUYE A UNA IRA EXCESIVA?

Las personas varían en la frecuencia y la intensidad de su experiencia y su expresión de la ira. Los procesos mentales siguientes se han relacionado con niveles elevados de ira.

LA ATENCIÓN SELECTIVA

Los individuos proclives a la ira tienden a prestar atención a aquello que la provoca. Una persona puede estar predispuesta a notar las conductas agresivas de otros conductores, por ejemplo, o a centrarse en lo que su pareja dice y que podría ser criticable. Cuanto más busquemos estas cosas, más razón encontraremos para estar enrabiados.

EL PENSAMIENTO SESGADO

Como vimos en el capítulo cinco, nuestras creencias centrales dirigen nuestros pensamientos en las situaciones desencadenantes. Cuanto más interpretemos las acciones de los demás como hostiles, desconsideradas, etc., más ira experimentaremos.

LA RUMIACIÓN MENTAL

Es fácil que nuestra mente se quede atrapada en las cosas que nos irritan, dándoles vueltas una y otra vez. Reproduciremos una y otra vez interacciones que nos han disgustado, preguntándonos cómo pueden tratarnos de manera tan injusta, e incluso creando guiones para discusiones irritantes que quizás nunca tengan lugar. Demorarnos en recuerdos y en estados de ánimo relacionados con la ira no hace sino exacerbar nuestra rabia.

ESTRATEGIAS PARA GESTIONAR NUESTRA IRA EXCESIVA

Generalmente, la ira es súbita e impulsiva. Describimos a una persona iracunda como alguien irascible o exaltado. Sentimos un latigazo de ira y estamos tentados de atacar. Necesitamos maneras de calmarnos, enfriar los ánimos y hallar un espacio para decidir cómo reaccionamos. Cada una de las estrategias para rebajar la rabia es un modo de mantenerte en el asiento del conductor, en lugar de dejarte llevar por la emoción. Las técnicas presentadas aquí pertenecen a las ya conocidas categorías: pensar (cognitiva), actuar (conductual) y ser (mindfulness).

PENSAR (COGNITIVA)

Conoce tus desencadenantes. La mayoría de nosotros tenemos personas o situaciones que ponen a prueba constantemente nuestra paciencia. Ejemplos comunes son conducir, recibir presiones por cuestiones de tiempo o algunos temas de desacuerdo con un ser querido. Muchas de las estrategias para gestionar la ira requieren conocer de antemano qué es lo que probablemente nos irrita. Date tu tiempo para escribir tus desencadenantes habituales.

Recuerda el coste de la ira excesiva. Cuando estás enfadado, es fácil ignorar las consecuencias de caer en ello. ¿Qué precio tiene la ira, en tu caso, que te motiva para trabajar en cómo manejarla? ¿Cómo ha afectado a tu paz interior? ¿Y a tus relaciones más cercanas? ¿Y a tu vida profesional?

Examina tus pensamientos. Utiliza las técnicas del capítulo cuatro para identificar y examinar tus pensamientos relacionados con la ira. Busca los errores cognitivos que pueden estar alimentando tu ira. ¿Hay creencias o explicaciones alternativas que tendrían más sentido y serían menos irritantes?

Las luces del sótano estaban encendidas otra vez. Rick maldijo en voz alta. «Los niños nunca se acuerdan de apagar las luces», pensó irritado. Después se dio cuenta de que solo era la segunda vez en esa semana. Todavía quería que sus hijos fueran más coherentes, pero se sintió menos molesto después de comprobar su pensamiento.

Sería poco realista cambiar nuestro pensamiento en el calor del momento, ya que la ira puede dominar a nuestra razón. En esos instantes, simplemente observa los pensamientos que pasan por tu cabeza y vuelve a evaluarlos cuando te sientas más calmado.

ANTICIPARSE AL MOMENTO PARA MANEJAR LA IRA

Los episodios de ira no es algo que ocurra, sin más; generalmente tienen antecedentes concretos. A veces podemos comprender retrospectivamente la cadena de sucesos que condujeron a la ira. Estas condiciones fueron como madera seca, y no se necesitaba más que una chispa para encender una llamarada de ira. Con práctica, podemos empezar a mirar el camino y ver signos de aviso antes de salirnos de nuestras casillas. Una vez que vemos lo que se nos avecina, podemos utilizar las estrategias que nos funcionen bien a nosotros, como adoptar una actitud útil, reducir nuestra agitación emocional con unas cuantas respiraciones tranquilas, permitiéndonos el tiempo adecuado para minimizar una sensación de presión, y otras técnicas que se presentan en este capítulo. No siempre podemos evitar episodios de ira, pero sí evitar ciertos escenarios planificando con antelación, cuando sea posible.

Cuestiona tus «debería». Una palabra que a menudo aparece en los pensamientos que inducen nuestra ira es *debería*:

«Esto no debería ser tan difícil».
«Deberían tratarme mejor».
«Estos conductores deberían ir más deprisa».

Esos «debería» generalmente reflejan un error en el pensamiento, pues si bien podemos preferir un cierto resultado, no hay ninguna norma verdadera que sea violada. Verificar nuestra sensación de violación puede disminuir la ira innecesaria.

Háblate a ti mismo. Practica hablar contigo mismo del modo como lo harías con un amigo que esté enfadado. Propón palabras o frases que te animen a calmarte cuando empieces a sentirte molesto. Algunos ejemplos pueden ser:

«Tómate las cosas con calma».
«Estate tranquilo».
«Respíralo».
«No necesitas preocuparte tanto».

Percibe cuándo estás alimentando pensamientos relacionados con la ira. Podemos alimentar nuestra propia rabia aun sin que haya un estímulo constante, repasando aquello que nos molesta. Rumiar mentalmente sobre nuestra rabia de este modo puede incluir conversaciones imaginarias que nos resultan molestas, incluso ponernos furiosos ¡y hasta interacciones inventadas! Las prácticas de mindfulness son muy apropiadas para redirigir la rumia (ver el capítulo seis).

Recuerda tu objetivo más amplio. La ira estrecha nuestro foco de atención al centrarse en el objeto de nuestra rabia, que puede dejar fuera nuestros objetivos más importantes. Por ejemplo, podríamos perder de vista las relaciones que estamos intentando fomentar con nuestros hijos cuando estamos frustrados con ellos. Escribe de qué modos la ira ha interferido en tus objetivos. Cuando sientas que brota, recuerda lo que es importante para ti.

Cuestiona tus explicaciones de la conducta de otros. Cuando cometemos un error, tendemos a buscar las causas fuera de nosotros, para explicarlas. Cuando otros cometen errores, les echamos la culpa. Por ejemplo, solía enojarme con los conductores que llevan las luces apagadas por la noche y no las encendían cuando les ponía las luces largas; suponía que debían de ser estúpidos. Pero una noche hice yo mismo todo un recorrido sin darme cuenta de que había olvidado encender las luces. Me percaté de que todos podemos cometer este error y dejé de enojarme con esos conductores.

Cuando te des cuenta de que estás atribuyendo las faltas de los demás a su carácter, pregúntate si hay una explicación más generosa y adecuada. Quizás el conductor que te cortó el paso está hablando por teléfono con el médico sobre su hijo enfermo, en lugar de ser simplemente «un cretino». Las atribuciones que hacemos de las conductas de los otros tienen un gran impacto sobre nuestra ira.

Cuestiona tus presupuestos sobre lo que «tienes que». La ira puede llevar a imperativos: «Tengo que darle una lección a ese conductor», «Mi hijo tiene que dejar de contestarme mal», «Tienes que admitir que estoy en lo cierto». Estos pensamientos pueden impulsarnos a realizar acciones que pronto lamentaremos porque, con pocas excepciones, los pensamientos son preferencias sobrestimadas. Por ejemplo, podría *realmente querer* que admitas que estoy en lo cierto; y si no lo haces, la vida sigue. La aceptación consciente (ver el capítulo seis) es una buena opción aquí.

Cuestiona la utilidad de las respuestas iracundas. A la ira se le da muy bien justificarse, justificar tanto su presencia como las acciones a las que puede llevar. Por ejemplo, la mayoría de los conductores que se vengan de otros conductores aseguran que lo hacen para darles una lección y que de ese modo mejoren su conducción. ¿Sirve de algo esto? No tenemos datos para responder la pregunta directamente, pero piensa en esto: ¿has decidido alguna vez ser mejor conductor debido a la conducta de un motorista hacia ti? Con esa idea en mente, ten cuidado de los pensamientos que hacen que repartir a diestro y siniestro, lleno de rabia, suene como un buen plan.

ACTUAR (CONDUCTUAL)

Nuestra experiencia y nuestra expresión de la ira dependen también de las conductas que practicamos. Piensa en las acciones siguientes que pueden ayudarte a gestionar tu ira:

Duerme suficiente. Como mis colegas de la Universidad de Pensilvania han demostrado, la privación del sueño disminuye nuestra capacidad de tolerar las pequeñas frustraciones. El sueño inadecuado también puede reducir nuestras inhibiciones y aumentar el riesgo de agresividad e incluso de violencia (ver el capítulo diez para más información sobre el sueño).

Observa otros estados de incomodidad física. Nuestro estado físico tiene una gran influencia sobre nuestra irritabilidad y nuestra ira. Cuando tenemos hambre, dolor u otra incomodidad, nos es más difícil controlar nuestra ira. Personalmente me he sentido de mal humor muchas veces mientras preparaba la cena, sin darme cuenta de que tenía demasiado calor. Algo tan simple como quitarme el jersey puede obrar maravillas. Cuanto más tendamos a nuestro bienestar físico, menos propensos seremos a una ira problemática.

Proporciónate el tiempo adecuado. Cuando estamos llegando tarde a algún sitio, tendemos a sentirnos estresados e impacientes, una receta perfecta para un estallido de ira si las cosas no salen como queremos. Date el tiempo suficiente para lo que necesites hacer con tal de evitar el estrés y la ira innecesarios

Posterga las discusiones cuando sea necesario. La mayoría de los desacuerdos no es necesario resolverlos inmediatamente. Si descubres que el conflicto va en aumento y estás alcanzando tu punto de ebullición, intenta detener la discusión hasta que te hayas calmado. Nuestra rabia puede decirnos que necesitamos resolver esto ahora, pero pregúntate: ¿te has lamentado alguna vez de tratar algo con calma en lugar de hacerlo en el calor de la ira?

Afirma tus necesidades. Muchos alternamos entre la pasividad y la agresividad cuando otros hacen cosas que interfieren en nuestras necesidades. Cuando nos tragamos nuestra rabia, creamos una presión que finalmente brota de golpe.

Martin estaba echado en la cama escuchando la música demasiado alta del vecino; era la cuarta noche de aquella semana que eso lo había mantenido despierto. Finalmente dijo basta. Se puso la bata y las zapatillas, se dirigió al piso de su vecino y golpeó la puerta. Cuando al final su vecino abrió, Martin comenzó a gritarle.

Podemos tratar las violaciones de nuestras necesidades de manera más eficaz cuando las abordamos en el momento en que ocurren, en lugar de almacenarlas y acumular frustración y resentimiento (ver la sección de recursos para saber más acerca de la asertividad).

SER (MINDFULNESS)

Las herramientas de mindfulness pueden ser muy valiosas cuando las emociones están que arden y resulta difícil pensar. La ira nos obliga a actuar impulsivamente; como el doctor Aaron T. Beck ha sugerido, podemos reformular la ira como que señala un imperativo de no actuar, ya que probablemente lamentaremos las acciones que realicemos desde ella, aunque en el calor del momento nuestros pensamientos nos digan lo contrario. Muchas veces lo mejor que podemos hacer cuando estamos rabiosos es no hacer nada. He incluido en esta sección algunas técnicas de relajación, que no son prácticas de mindfulness en sentido estricto, pero coinciden en gran medida con un enfoque mindfulness.

Céntrate en el presente para distanciarte de la rumia mental relacionada con la ira. Como he comentado antes, rumiar mentalmente sobre lo que nos irrita lo único que hace es perpetuar nuestra ira, pero no es fácil distanciarse de estos pensamientos repetitivos. Podemos utilizar cualquier cosa que hagamos como un punto focal para conectar nuestra atención con el presente, en lugar de permanecer en nuestra cabeza. Por ejemplo, si estamos preparando la cena, podemos sintonizar con las sensaciones de trocear las verduras, los sonidos al saltearlas, los olores de la cebolla y el ajo al cocinar, etc. (ver el capítulo seis para más información sobre mindfulness en las actividades cotidianas).

Practica la aceptación. Buena parte de nuestra ira surge de la creencia en que las cosas *deberían* ser diferentes de como son. Mediante una actitud consciente, abandonamos esos juicios. En lugar de rebelarnos contra los resultados que no nos gustan, podemos abrirnos a lo que sucede. Esta práctica puede ser especialmente útil para liberar la rumia mental relacionada con el resentimiento.

Reconoce tu ira. Mediante la práctica de mindfulness podemos hacernos más conscientes de los pensamientos, los sentimientos y las conductas relacionados con la ira. Por ejemplo, podemos observar que nos sentimos tensos y dispuestos a la lucha al mencionar un tema difícil con nuestra esposa. Esta conciencia nos da la oportunidad de gestionar nuestra ira antes de que nos lleve a hacer cosas que lamentaremos.

Aprende cuáles son tus patrones. Mindfulness también puede hacernos tomar conciencia de ciertos momentos o situaciones en los que tendemos hacia la ira.

Gene se dio cuenta de que la mayoría de las noches, después de cenar, caía fácilmente en la irritabilidad y la impaciencia. Solía mostrarse seco con los miembros de su familia y se frustraba fácilmente. Saliendo del modo piloto automático, puede utilizar estrategias para gestionar sus emociones en esos momentos de vulnerabilidad.

Identifica tus emociones principales. Muchas veces, la ira procede de otras emociones. Por ejemplo, podemos sentirnos heridos o rechazados y responder con ira, que en cierto modo puede ser una emoción más cómoda para nosotros. O quizás sentimos un miedo que nos lleva a arremeter contra todo, como cuando un conductor está a punto de provocar un accidente y nuestro miedo responde rápidamente transformándose en rabia. Observa lo que pueda estar bajo tu ira. Una vez que nos hacemos conscientes de un sentimiento que lleva a la ira, podemos abordar la fuente de la emoción en lugar de perdernos en la rabia que se superpone.

Relájate. La ira es un estado de tensión que la relajación física puede disipar. Un simple recordatorio para relajarnos, acompañado de una respiración calmada, puede disminuir nuestra tensión. También ayuda practicar la relajación profunda cuando no estamos en las garras de la ira, de modo que podemos aflojar la tensión dando la orden de que así sea (ver la sección sobre relajación muscular progresiva en las páginas 204 y siguientes).

Respira con tu ira. No tenemos que reaccionar contra nuestra ira, sino más bien aprender a tolerarla. Respirando con la ira, podemos abrirnos a la experiencia de estar irritados, permitiéndole seguir su curso como una ola que sube, llega a su cima y cae. La respiración consciente también activará tu sistema nervioso parasimpático, que calma la respuesta de lucha o huida.

Observa la ira. Podemos retroceder un poco respecto a nuestra ira adoptando el papel del observador de nuestras experiencias. En lugar de identificarnos totalmente con estar enfurecidos, podemos mantener cierta perspectiva sobre nuestras reacciones, viéndolas pasar ante nosotros. Cuando contemplamos así nuestras reacciones iracundas, comenzamos a reconocer que no tenemos que actuar siguiendo nuestros pensamientos y nuestros sentimientos.

MEDITACIÓN PARA GESTIONAR LA IRA

En la práctica siguiente utilizamos el cuerpo y la respiración como vehículos para gestionar la ira no resuelta.

1. Empieza con unos instantes de meditación básica en la respiración (ver la página 123). Siente tu cuerpo y cualquier sensación que esté presente desde la punta de los pies hasta la cabeza.

2. Imagina lo más vívidamente posible las circunstancias que conducen a tu ira, abriéndote a las emociones que provocan.

3. Observa dónde se expresa la ira en tu cuerpo; por ejemplo, la mandíbula apretada o un nudo en el estómago. Respira con estas manifestaciones físicas de la ira. Lleva compasión a tu experiencia, haciendo espacio para la emoción. Permite que sea lo que es. Ten cuidado de no resistirte a los sentimientos ni criticarte por las reacciones que tienes.

4. Practica ser el testigo de tu propia experiencia, observando tus emociones sin enredarte completamente en ellas. Si luchas para adoptar el papel del observador, está bien; es fácil quedar atrapado en la ira. Si en algún momento te sientes abrumado por la emoción, dirige suavemente la atención a la respiración hasta que se aflojen las garras de la ira.

5. Sigue respirando con las sensaciones físicas tanto tiempo como quieras, observando cómo cambian las emociones con el tiempo. Cuando la intensidad de la ira haya cesado, lleva la atención de nuevo a la respiración, antes de abrir los ojos. Observa cómo te sientes. Esta meditación nos permite practicar hacer una pausa entre sentir la ira y reaccionar, lo que nos da una mayor posibilidad de elección respecto a cómo gestionamos las emociones fuertes.

RESUMEN DEL CAPÍTULO Y DEBERES PARA CASA

La ira descontrolada puede llevar al conflicto, la agresividad e incluso la violencia. En este capítulo, hemos examinado los factores que llevan a una ira excesiva y se han descrito los modos de gestionarla. Ten presente que el objetivo no es eliminar la ira de nuestras vidas. En lugar de eso, podemos aprender a mantenerla a raya. Para conseguirlo, en este capítulo hemos aprendido a:

1. Completar un diagrama para una situación específica que despierte tu ira, para aprender más sobre tu propia experiencia de la rabia.

2. Cuando surja una situación que pueda disparar tu ira, utilizar un pensamiento registrado para capturar y examinar algunos de los pensamientos relacionados con ella.

3. Comenzar a observar situaciones en las que te gustaría practicar la gestión de tu ira.

4. Elegir una o dos técnicas de las categorías pensar, actuar y ser para empezar a practicar.

5. Escribir cómo te funciona a ti cada técnica y añadir otras a medida que lo necesites.

6. Recurrir a menudo a tu lista de estrategias para recordarte cuáles son las que mejor te funcionan a la hora de gestionar tu ira.

CAPÍTULO 10

Sé amable contigo mismo

Hasta este momento, hemos abarcado los principios fundamentales de las estrategias cognitivas, las conductuales y las basadas en mindfulness y hemos visto cómo estas prácticas pueden ayudarnos a gestionar las emociones fuertes. En este capítulo, analizamos los modos prácticos de cuidarnos a nosotros mismos: la mente, el cuerpo y el espíritu.

John hacía muecas mientras apagaba el despertador. «Tienes que empezar a acostarte antes», se dijo a sí mismo mientras se sentaba y se frotaba los ojos.

Después de darse una ducha rápida, John se preparó una taza de café y un gofre congelado y desayunó deprisa mientras pensaba sobre el día tan duro que le esperaba. Al poner los platos en el fregadero, se preparó para hacer frente a la hora punta de la mañana. En el coche dividió su atención entre escuchar las noticias en la radio, con su recordatorio diario de todo lo que iba mal en el mundo, y preocuparse por todos los desastres que podría hacer ese día en el trabajo.

La mañana fue sorprendentemente bien y al mediodía John estaba famélico y preparado para un descanso; sin embargo, cuando sus compañeros lo invitaron para que fuera a comer con ellos al bar, decidió que no había hecho bastantes cosas como para concederse un descanso con toda una comida. En lugar de eso sacó unos tentempiés de la máquina dispensadora para comer en su mesa, junto a un refresco, por la cafeína que contiene y el chute de azúcar.

Realizó tres viajes más a la máquina dispensadora esa tarde para unas galletas con mantequilla de cacahuete y unas chocolatinas: una vez porque tenía hambre, otra porque estaba aburrido y ansioso y, la tercera, más tarde, para otra bebida de cola dietética para que le diera energía en su caída hacia el sueño a las cuatro de la tarde.

Tras el segundo trayecto del día, ahora del trabajo a casa, John pensó en ir al gimnasio antes de cenar, pero no estaba seguro de tener la energía necesaria. En lugar de eso, tomó la *pizza* sobrante y dos cervezas de la nevera y comió frente a la televisión. Después terminó con una porción de helado.

Hacia la medianoche, empezó a quedarse dormido delante de la televisión. Su sueño no había sido bueno últimamente, así que intentó no despertarse del todo cuando subía las escaleras para irse a dormir. A pesar de sus desesperados deseos de lo contrario, en cuanto su cabeza tocó la almohada estaba plenamente despierto. «Mañana voy a estar destrozado», pensó mientras intentaba por todos los medios dormirse.

Después de dar vueltas en la cama durante una hora, volvió a encender la televisión para que lo ayudase a dormir. A la mañana siguiente todavía estaba encendida cuando sonó el despertador y John se encogió cuando se dio cuenta de que todavía era martes. «Tienes que dejar de hacerte esto», se dijo.

John está atrapado en un ciclo de conductas que están agotando su energía y perjudicando su estado de ánimo. Como muestra la figura que viene a continuación, sus hábitos afectan a su humor y su energía, lo que a su vez perpetúa sus hábitos.

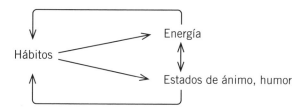

Por ejemplo, su consumo de cafeína interfiere en su sueño, lo que lo deja cansado y sin motivación para hacer ejercicio. La falta de ejercicio no ayuda a su estado de ánimo ni a su nivel de energía, lo cual lo obliga a seguir confiando en la cafeína para tener energía durante el día y en el alcohol para relajarse y poder dormirse por la noche. Además de estos hábitos poco convenientes, se cuestiona y se critica constantemente.

¿Qué pensaríamos si John tuviera un mentor personal que lo dirigiera para actuar de esa manera y seguir con esos malos hábitos? Probablemente pensaríamos que tenía un mentor horrible. Incluso podríamos preguntarnos si el mentor se preocupaba realmente por él. Y sin embargo la realidad es que de un modo muy real, John estaba actuando como su propio mentor y se daba a sí mismo las instrucciones que estaba siguiendo.

Veamos algunos de los modos más importantes de cuidarnos a nosotros mismos que nos ayudan a sentirnos bien y avanzar hacia nuestros objetivos.

DUERME TRANQUILO

Para funcionar de la mejor manera posible necesitamos dormir de forma adecuada. Desafortunadamente, millones de adultos en Estados Unidos duermen mal, o porque no se dan el tiempo suficiente para estar en la cama o porque padecen insomnio.

¿CUÁNTAS HORAS DE SUEÑO NECESITAS?

La mayoría de nosotros hemos oído que necesitamos ocho horas de sueño por la noche. En realidad, no es tan sencillo. Las últimas indicaciones de la Fundación Nacional del Sueño recomendaban entre siete y nueve horas de sueño cada noche para la mayoría de los adultos (entre siete y ocho para los adultos más mayores). Una minoría de individuos en realidad necesita solo seis horas.

¿Cómo saber dónde se encuentra uno en ese espectro? Haz un seguimiento de tu sueño durante dos semanas, observando la hora en que te vas a dormir y la hora a la que te levantas. Resta el tiempo aproximado que estuviste despierto al principio, a mitad y al final de la noche. Basándote en las horas dormidas cada noche, puedes calcular la cantidad media de sueño que estás teniendo.

Por ejemplo, digamos que te vas a dormir a las diez y media y te levantas a las seis y media, de manera que estás en la cama ocho horas. Te cuesta diez minutos dormirte y generalmente te despiertas por la noche unos veinte minutos más o menos y luego duermes de un tirón hasta que suena el despertador a las seis y media. Tu tiempo total de sueño esa noche sería de ocho horas menos treinta minutos, por tanto siete horas y media de sueño.

Si frecuentemente te sientes somnoliento durante el día y no padeces ninguna enfermedad que lo explique (por ejemplo, apnea del sueño), probablemente necesitas dormir más. Si por regla general te despiertas sintiéndote relativamente renovado y no estás excesivamente adormecido durante el día (y no te mantienes despierto a base de cafeína u otros estimulantes), es probable que estés durmiendo suficiente.

PROBLEMAS DE DORMIR POCO

Prácticamente todas las áreas de nuestra vida sufren cuando no dormimos bastante: nuestro estado de ánimo, nuestra energía, nuestra concentración, nuestras relaciones, el rendimiento en el trabajo, la capacidad de conducir, etc. No obstante, muchos hombres y mujeres siguen adelante adormecidos, utilizan estimulantes para ir tirando e ignoran los costes probables del sueño perdido. Puede que sea difícil hacer del sueño una prioridad cuando parece un tiempo perdido y que uno no está haciendo nada. Estar charlando con los amigos, trabajar, ver nuestros programas televisivos favoritos y otras muchas actividades compiten con nuestra necesidad de dormir.

Sin embargo, el sueño es cualquier cosa menos un estado de inactividad. Si bien puede que nuestros cuerpos estén reposando, nuestros cerebros están activos, ya que tener la cantidad adecuada de sueño lleva a un mejor aprendizaje y una mejor memoria. Dormir facilita también la sanación de nuestros cuerpos y la falta de sueño se ha demostrado que eleva los niveles de los marcadores inflamatorios del cuerpo. Cuando nos falta sueño, somos nosotros quienes salimos perdiendo.

Si quieres dormir más pero tienes que luchar para hacer que sea una prioridad, piensa en lo que podrías decirle a un buen amigo. ¿Cómo podrías ayudar a ese amigo utilizando las herramientas de la TCC? Como cualquier otra tarea, planificaríamos un momento concreto para ir a dormir, dependiendo de cuándo planeemos levantarnos y cuántas horas pretendamos dormir. También podemos poner el despertador para alertarnos de cuándo deberíamos empezar nuestra rutina para ir a dormir. Consulta el capítulo siete, ya que muchas de las prácticas presentadas allí se aplican al problema de retrasar el momento de irnos a dormir.

Al comenzar a sentir la recompensa de dormir más, estarás motivado para seguir priorizando tu descanso. Puede que también te sientas más agudo y más productivo durante el día, lo que puede compensar tener menos horas de tiempo en las que estás despierto.

CÓMO RESTABLECER UN CICLO DEL SUEÑO ROTO

Pero ¿y si tu problema no es irte a dormir a tiempo, sino el tiempo que te pasas dando vueltas en la cama sin poder conciliar el sueño? Si tienes que luchar constantemente por dormirte o por mantenerte dormido, o si te despiertas mucho antes de lo que pretendes, puede que padezcas insomnio, como millones de otros occidentales adultos. Muchas veces, el insomnio comienza con una clara perturbación del sueño. Puede que estemos tomando una medicación que interfiera en él o quizás el estrés por el trabajo nos mantenga levantados por la noche.

Comprensiblemente, intentaremos compensar el sueño que perdemos yéndonos antes a la cama, durmiendo hasta tarde o durmiendo la siesta. Pero, desafortunadamente, a menudo terminamos empeorando la situación. Si duermes hasta tarde, por ejemplo, probablemente te costará dormirte esa noche. Estar en la cama sin poder dormir generalmente lleva a un sentimiento de ansiedad relacionada con el sueño, lo cual agrava el insomnio. Como resultado, podemos seguir durmiendo poco incluso después de que el asunto inicial se haya resuelto. El tratamiento número uno para la dificultad crónica de dormir es la terapia cognitivo-conductual para el insomnio. En lo que se refiere al sueño, entre las directrices básicas de esta terapia destacan las siguientes:

- Irse a dormir y levantarse a la misma hora cada día.
- Permanecer en la cama solo durante el tiempo en que realmente se esté durmiendo.
- Utilizar la cama únicamente para dormir (el·sexo es una excepción) para fortalecer la asociación «cama igual a dormir».
- Levantarse si se tienen dificultades para dormir, con el fin de romper el vínculo entre la cama y el hecho de sentir ansiedad por no dormir.
- Cortar en seco los pensamientos inútiles sobre el sueño (por ejemplo, los pensamientos catastróficos acerca de lo terrible que sería el día siguiente por dormir mal).
- Practicar la relajación para contrarrestar la tensión y la ansiedad que generalmente acompañan al insomnio.

- Practicar la atención plena y la aceptación para interrumpir las preocupaciones relacionadas con el sueño y abandonar los esfuerzos para obligarte a dormir.
- Seguir otras prácticas que promuevan el buen dormir, como limitar la ingesta de cafeína (especialmente después de la hora de la comida); hacer que el dormitorio permanezca fresco, oscuro y silencioso; mantener los aparatos electrónicos fuera de la habitación, y hacer ejercicio regularmente.
- Evitar las siestas en general, ya que pueden dificultar dormir bien por la noche.
- Tener un hábito que le indique al cerebro y al resto del cuerpo que se acerca el momento de irse a dormir (por ejemplo, hacer algunos estiramientos, leer por placer o tomar una taza de alguna infusión de hierbas).

Si has estado luchando con la falta de sueño, ¿hay directrices para dormir que te gustaría seguir esta semana? Escribe tus planes en tu agenda.

ALIMENTA TU CEREBRO Y EL RESTO DE TU CUERPO

Es bien sabido que los alimentos que introducimos en nuestro cuerpo afectan a nuestra salud física. Por ejemplo, si tomamos grandes cantidades de azúcar, seremos más propensos a la obesidad y a problemas relacionados, como la diabetes tipo 2. También experimentaremos subidas de azúcar en sangre, seguidas de bajadas de energía que nos llevan a desear más azúcar, y así continúa el ciclo. Hay una evidencia cada vez mayor de que nuestra dieta tiene un gran impacto sobre nuestro bienestar mental y emocional, lo cual ha llevado a un nuevo campo de la salud mental llamado psiquiatría/psicología nutricional.

COMER PARA LA SALUD MENTAL

Si bien las recomendaciones dietéticas para la salud mental varían, hay un acuerdo en la importancia de comer alimentos lo menos procesados posible y, concretamente, muchas verduras y frutas, frutos secos, legumbres, patatas, cereales integrales, pescado y grasas saludables como el aceite de oliva.

Los alimentos que hay que limitar o evitar incluyen los altamente procesados, el azúcar refinado, la comida rápida y las grasas *trans* (por ejemplo, aceite hidrogenado). Estas recomendaciones son similares a la «dieta mediterránea» y se basan en estudios realizados durante la década pasada que muestran que esos hábitos alimentarios afectan de manera importante a la salud mental. Por ejemplo, un estudio del año 2009 publicado en el *British Journal of Psychiatry* halló que una dieta alta en alimentos procesados eleva las probabilidades de desarrollar depresión hasta un 58 % durante un período de cinco años. Otra investigación ha mostrado efectos similares de la dieta en los trastornos de ansiedad. Basándose en estas asociaciones, el primer estudio de este tipo utilizó una dieta mediterránea, a la que se le añadieron suplementos de aceite de pescado como tratamiento para la depresión. Los resultados mostraron que los cambios dietéticos llevaron a una mejoría más grande que en el grupo de control; se produjo una reducción media en los síntomas de depresión de cerca del 50 % en tres meses, lo cual se mantenía a los seis meses.

Una de las ventajas de la dieta mediterránea, además de sus beneficios para la salud, es que tiende también a ser atractiva ya que no es demasiado restrictiva. Las reglas generales permiten una amplia variedad de frutas y verduras coloridas, abundancia de grasas saludables satisfactorias y suficiente proteína.

Los investigadores han intentado determinar cómo afecta la dieta a nuestra salud mental, y un factor clave parece ser la inflamación. Por ejemplo, un estudio halló que una dieta alta en alimentos que producen una respuesta de inflamación en el cuerpo dobla las probabilidades de desarrollar depresión. Resulta interesante que esta asociación puede que solo se dé en las mujeres, aunque los hombres harían bien en seguir las mismas pautas dietéticas.

Cuanto más se hace una dieta rica en frutas y verduras, alta en grasas saludables, frutos secos y pescado, y baja en alimentos procesados (una dieta estilo mediterránea), más protegido se está ante el desarrollo de un trastorno mental.

Julia J. Rucklidge y Bonnie J. Kaplan

DIFICULTADES EN COMER PARA TENER SALUD

Dadas las considerables ventajas de tomar una dieta sana, ¿qué es lo que hace que para muchas personas sea difícil seguir estas pautas? Buena parte del problema es simplemente la incomodidad. Recordemos a John, que salió a comienzos de este capítulo. Cuando iba mal de tiempo, le resultaba fácil echar mano de alimentos como gofres congelados y aperitivos de la máquina dispensadora. Cuando vas con prisas por la estación de trenes y necesitas algo para llevar, hay muchas opciones rápidas y fáciles y menos opciones saludables. Lo mismo es cierto en casa: comer bien requiere una planificación previa, como escoger recetas, hacer una lista para el supermercado, ir a la tienda y aprender cómo cocinarlo, si no sabemos ya cómo hacerlo. Por el contrario, las opciones altamente procesadas a menudo son tan fáciles como abrir una bolsa.

Los alimentos cómodos tienden también a proporcionar un triple golpe de grasas, azúcar y sal, una combinación de tres elementos que se refuerzan mutuamente. Si intentamos comer de manera saludable, nos enfrentamos a una ardua lucha y podemos terminar consumiendo alimentos que están constituidos principalmente por ingredientes que no reconocemos y que no sabemos ni pronunciar. Si estás decidido a comer mejor, confecciona un plan para avanzar hacia esa meta. He incluido un enlace de la

Clínica Mayo para informarte mejor, en la sección de recursos, para que tengas por dónde empezar. Conociendo los beneficios de una dieta sana, que favorece no solo nuestra salud mental, sino también una mejor salud física y una vida más larga, la inversión en nosotros mismos vale la pena, aunque cueste un esfuerzo.

MUEVE EL CUERPO

Como en el caso de la dieta adecuada, el ejercicio regular constituye una parte esencial de todos los aspectos de la salud. Los beneficios del ejercicio sobre la salud física no son un secreto; algunas investigaciones han mostrado que el ejercicio tiene también efectos positivos sobre problemas psicológicos como la ansiedad, la depresión, los trastornos alimentarios y los trastornos por consumo de determinadas sustancias, así como sobre el dolor crónico y los trastornos neurodegenerativos como la enfermedad de Alzheimer. Los efectos del ejercicio se han estudiado sobre todo con la depresión, para la cual los beneficios tienden a ser muy grandes. Tanto el ejercicio aeróbico (por ejemplo, correr) como el anaeróbico (por ejemplo, levantamiento de pesas) pueden mejorar la salud mental.

¿CÓMO AYUDA EL EJERCICIO?

Los beneficios del ejercicio pueden manifestarse de muchas maneras. Entre ellas están las siguientes:

- Dormir mejor, que se asocia con la mejoría de la salud mental.
- Una liberación de endorfinas, las sustancias químicas del «sentirse bien», inherentes al propio cuerpo.
- Una sensación de logro al haber realizado ejercicio y estar más en forma.
- Distracción respecto de los patrones de pensamiento poco sanos, como la rumia mental.

- Aumento del flujo sanguíneo hacia el cerebro.
- Mejora en las funciones ejecutivas, como la organización y la concentración.
- Relación social con otras personas que realizan ejercicio.
- Pasar tiempo al aire libre (cuando sea posible); ver la sección «Pasa algún tiempo al aire libre» (página 208) acerca de la importancia del contacto con la naturaleza.

POR DÓNDE EMPEZAR

Si estás preparado para aprovechar las ventajas de los muchos beneficios del ejercicio, sigue los pasos del capítulo tres para la activación conductual:

1. Empieza definiendo qué es importante para ti de la actividad física. Por ejemplo, ¿tiene que ver con hacer algo que te aporta felicidad o te hace sentir que te estás cuidando?
2. Descubre actividades con las que disfrutas, que pueden no caer bajo la etiqueta «ejercicio». Podría incluir pasear con un amigo, jugar al tenis o asistir a una clase de danza, por ejemplo. Cuanto más disfrutes con el movimiento, más motivado estarás para hacerlo de manera constante.
3. Planifica horas específicas para hacer ejercicio y prográmalas en tu calendario. Comienza gradualmente para no sentirte abrumado por tus objetivos. Con una planificación cuidadosa, puedes añadir ejercicio regular a tus hábitos y disfrutar de los abundantes efectos positivos que tiene sobre tu bienestar.

GESTIONA EL ESTRÉS

Todo lo que suponga una exigencia sobre tus recursos físicos, mentales o emocionales producirá cierta cantidad de estrés y hará que este sea una parte inevitable de la vida. Igual que en el caso de las emociones, el objetivo no es eliminar el estrés de nuestras vidas, sino aprender cómo gestionarlo de manera eficaz. En su obra pionera, el endocrinólogo húngaro Hans Selye descubrió que hay una respuesta al estrés común independientemente de la fuente del estrés. No importa si nos persigue un caimán o tenemos que dar una conferencia; el sistema nervioso simpático se pondrá a ayudarnos para resolver la dificultad.

> *En un nivel increíblemente simplista, se puede pensar en la depresión como algo que sucede cuando tu corteza cerebral tiene un pensamiento negativo abstracto y se las arregla para convencer al resto del cerebro de que es tan real como un factor estresante físico.*
>
> **Robert Sapolsky,**
> *¿Por qué las cebras no tienen úlcera?*

Selye descubrió que el estrés a corto plazo lo manejamos muy bien: nuestro cuerpo organiza una respuesta, abordamos la situación y nuestro sistema nervioso parasimpático nos facilita regresar a nuestro punto de partida. Sin embargo, cuando el estrés continúa existiendo, nuestro cuerpo, incluyendo nuestro cerebro, llega a agotarse.

Los efectos acumulativos del estrés a largo plazo incluyen un funcionamiento deficiente del sistema inmunitario, problemas digestivos y cardíacos y enfermedades psicológicas. Además de los efectos a largo plazo del estrés crónico, simplemente no resulta agradable vivir en un estado constante de alerta elevada.

El primer paso para manejar el estrés es la toma de conciencia. Comienza simplemente sintiendo curiosidad acerca de cómo respondes al estrés, permitiendo que la mente se abra a lo que estás experimentando. Por ejemplo:

- ¿Aprietas las mandíbulas?
- ¿Tienes el estómago contraído?
- ¿Tienes tensión en el cuello y los hombros?
- ¿Qué calidad tiene tu respiración?
- ¿Qué pensamientos albergas?

Con la práctica, podemos agudizar nuestro reconocimiento de las sensaciones que produce el estrés en nuestros cuerpos y nuestras mentes, para poder comenzar a soltarlo. Practicar mindfulness (ver el capítulo seis) puede ayudar en este sentido.

He aquí algunos modos de gestionar el estrés en nuestras vidas:

- Minimizar el estrés innecesario (por ejemplo, evitar a las personas que crean estrés).
- Decir «no» a los compromisos cuando estamos ya demasiado saturados.
- Relajar las exigencias rígidas y poco realistas que nos ponemos (por ejemplo: «Tengo que terminar este proyecto hoy»).
- Centrarse en lo que ocurre justo ahora, en el presente.
- Hacer algunas respiraciones lentas.
- Practicar meditación.
- Asistir a una clase de yoga.
- Hacer ejercicio regularmente.
- Realizar relajación muscular progresiva (ver la página 204).
- Hacer pausas cortas a lo largo del día.
- Tomarse unas vacaciones.
- Respetar a rajatabla tu tiempo libre cada día y durante el fin de semana.
- Desafiar los pensamientos inútiles acerca de lo que deberías hacer.
- Encontrar tiempo para realizar actividades de relax que te gusten, como leer o tomar un baño caliente.

RELAJACIÓN MUSCULAR PROGRESIVA

Sigue estos pasos para alcanzar un estado de relajación profunda:

1. Busca un lugar tranquilo en el que no seas molestado. Pon el móvil en silencio.
2. Siéntate en una silla con las piernas estiradas hacia delante, con los pies en el suelo. Haz los movimientos necesarios para ponerte cómodo. Cierra los ojos.
3. De manera alternativa, primero tensa y luego relaja los grupos de músculos principales de tu cuerpo, empezando por los pies y subiendo poco a poco. Crea un grado moderado de tensión muscular en cada zona corporal durante unos segundos. Luego, libera la tensión instantáneamente, observando el contraste al cambiar desde un estado de tensión a un estado de relajación. Sigue la relajación durante unos treinta o sesenta segundos, antes de tensar el siguiente grupo de músculos.

La secuencia puede incluir:

Pantorrillas. Primero una pierna y luego otra, encoge los dedos de los pies hacia ti para crear tensión a lo largo de la espinilla.

Muslos. Flexiona una pierna, tensando el cuádriceps delantero del muslo, y después la otra.

Glúteos. Aprieta los músculos de las nalgas.

Abdomen. Tensa los músculos del estómago y lleva hacia dentro el ombligo, hacia la columna vertebral.

Respiración. Haz una inspiración profunda, permitiendo que se expanda el pecho, y mantenla. Libera la tensión al espirar.

Parte superior de los brazos. Tensa los músculos de la parte superior de un brazo y después del otro.

Antebrazos y manos. Aprieta el puño y lleva la mano hacia atrás, hacia el codo, creando tensión en la mano, la muñeca y el antebrazo; después haz lo mismo con el otro brazo.

Cuello y parte superior de la espalda. Eleva los hombros hacia las orejas.

Cara y cuero cabelludo. Levanta las cejas al mismo tiempo que cierras los ojos con fuerza (en este caso, quizás necesites quitarte las lentes de contacto, si las utilizas).

4. Haz unas cuantas respiraciones lentas mientras liberas cualquier tensión que quede en los músculos, permitiendo que todo tu cuerpo entre en un estado de relajación profunda.

5. Lleva la atención a tu respiración. Sigue las sensaciones de inspirar y espirar. Con cada espiración, puedes decir mentalmente una palabra que asocies con la relajación (por ejemplo, *paz*, *calma*, *respirar*, etc. Sigue diciendo esta palabra mentalmente cada vez que espires, entre tres y cinco minutos.

6. Vuelve a llevar tu conciencia lentamente al lugar en el que te encuentras. Comienza a mover los dedos de las manos y de los pies. Cuando estés listo, abre los ojos. Percibe cómo te sientes.

7. Practica esta secuencia al menos una vez al día (lo ideal sería dos veces).

8. Con el tiempo, puedes abreviar la práctica cuando vayas dominando el abandono de las tensiones. Puedes hacer las dos piernas o los dos brazos al mismo tiempo, por ejemplo, o solo los grupos de músculos que tienden a estar en tensión.

Al asociar la relajación profunda con una palabra y espirar, entrenas tu mente y tu cuerpo para que entren en un estado de relajación en el momento justo. Cuando empieces a sentirte tenso y estresado, puedes hacer una respiración calmada, decir tu palabra al espirar y sentir los beneficios de todo el entrenamiento en relajación muscular progresiva.

En un mundo que premia el hecho de estar constantemente ocupado, puede dar la impresión de que no podemos permitirnos darnos un tiempo para relajarnos. Sin embargo, esto nunca es una pérdida de tiempo y no debería considerarse un lujo. Invirtiendo en tu propio bienestar, serás más productivo y disfrutarás más de lo que haces.

COMPROMÉTETE CON EL MUNDO REAL

En la última década, la tecnología ha impregnado todas las áreas de nuestras vidas. Seguramente puedes recordar un tiempo, como puedo hacerlo yo, en el que no había *smartphones*, o ni siquiera teléfonos móviles de ningún tipo, ni ordenadores portátiles, ni redes sociales, ni correo electrónico. La llegada de estas tecnologías ha aportado muchos beneficios, como poder compartir las ideas rápidamente y la capacidad de conectar al instante y sin esfuerzo con personas de todo el mundo.

Al mismo tiempo, hay desventajas potenciales en la ubicuidad de la tecnología. Muchas investigaciones han comenzado a examinar los efectos de distintas tecnologías sobre nuestro bienestar. Estos son algunos de sus hallazgos al respecto:

- La gente que más usa Facebook con el tiempo termina menos feliz y menos satisfecha con su vida.
- Ver a otros como más felices o con más éxito en los *posts* de las redes sociales lleva a que la gente experimente un descenso en su autoestima y un aumento de su ansiedad y sus celos.
- Un mayor uso de los móviles en el hogar está asociado a un mayor conflicto en las tareas domésticas.

- Un mayor tiempo empleado en la tecnología se relaciona con un mayor agotamiento.
- Una mayor presencia de la tecnología en el dormitorio está asociada con dormir peor.

La tecnología puede ser altamente adictiva, así que resulta fácil caer en patrones de exceso de uso. Si uno de tu seres queridos está constantemente con el móvil, sabes de primera mano el daño potencial que las invasiones tecnológicas pueden causar a las relaciones. Y sin embargo, incluso cuando encontramos irritante el uso constante de los demás, podemos caer nosotros también en las mismas conductas.

Concédete unos momentos para pensar en la relación que tienes con tu móvil y otras pantallas y observa a lo largo de los días próximos con qué frecuencia utilizas tu móvil o tu *tablet*. Si bien todo un mundo puede esperarnos en nuestros móviles, en otro sentido la escena nunca cambia si estamos pegados a una pantalla. Piensa en si sería una buena idea aumentar el tiempo que pasas inmerso en la vida real; por ejemplo:

- Conecta la función «No molestar» cuando quieras descansar de tu móvil.
- Déjate el móvil en casa a veces.
- Apaga las notificaciones para que tu móvil no te solicite interactuar con él.
- Convierte la hora de las comidas en una zona sin tecnología.
- Haz que las redes sociales estén menos fácilmente disponibles (por ejemplo, desinstalándolas de tu móvil).
- Reduce al mínimo el número de aplicaciones que utilizas, ya que cada una incrementa las razones que hallarás para estar con el móvil.
- Cambia tu *smartphone* por un móvil tradicional. Aunque sé que esta opción suena radical, yo la encontré liberadora cuando lo hice durante tres años.

PASA ALGÚN TIEMPO AL AIRE LIBRE

Estar al aire libre es bueno para nuestro bienestar. Por ejemplo, vivir en barrios más verdes se asocia con una mejor salud mental. Un estudio realizado por Ian Alcock y sus colaboradores halló que quienes se trasladaron a un área más verde tuvieron una mejoría en su salud mental que se mantuvo durante un período de seguimiento de tres años. Parte del efecto beneficioso de los barrios más verdes parece proceder de la mayor facilidad para pasear por esparcimiento; las zonas verdes, como los parques, sirven también como lugar de encuentro para los amigos del barrio, facilitando la relación social.

También parece haber un beneficio directo por estar en entornos naturales que no han sido construidos por seres humanos; por ejemplo, podemos disfrutar la belleza natural de nuestro entorno mientras vamos en bicicleta por los bosques, quizás incluso encontrando una sensación de conexión espiritual. El tiempo pasado en la naturaleza nos proporciona también un descanso del ajetreo del tráfico, el constante bombardeo de los anuncios y lugares de entretenimiento y el estado automático de vigilancia ante personas potencialmente amenazadoras.

> *Aquellos que contemplan la belleza de la Tierra hallan reservas de fuerza que durarán mientras la vida dure. Hay algo infinitamente reparador en el reiterado ritmo de la naturaleza: la garantía de que el amanecer llega tras la noche, y la primavera tras el invierno.*
>
> Rachel Carson

Hay también evidencia procedente de estudios en laboratorio que muestran cómo las escenas de la naturaleza ponen en marcha el sistema nervioso parasimpático, ayudando a que la persona se recupere después de haber encontrado un factor estresante. Hallazgos relacionados mostraron que dar un paseo en un entorno natural (un prado con árboles, que se hallaba cerca de la universidad en la que se realizaba el estudio) en comparación con caminar por una zona urbana llevaba a una disminución de la rumia mental, así como a una menor actividad en la región del cerebro relacionada con ella.

En pocas palabras, hay buenas razones para pasar algún tiempo al aire libre en entornos naturales. ¿Dónde podrías planear pasar más tiempo para experimentar la satisfacción y la liberación del estrés que en la naturaleza, con todo lo que esta ofrece?

SERVIR A LOS DEMÁS

Cuidarse es cualquier cosa menos un acto egoísta. Cuanto mejor nos sentimos, más podemos dar a los demás. Lo contrario también es cierto: cuanto más hacemos por los demás, mejor nos sentimos. Ciertamente, la investigación ha demostrado que dedicarse a ayudar a otros conduce a una mejoría en los síntomas de la ansiedad y la depresión.

¿Por qué ayudar a quienes nos rodean le va bien a quien ayuda? Los investigadores han sugerido varias explicaciones posibles:

1. Centrarnos en otros puede distraernos de nuestra propia angustia.
2. Ayudar a otros proporciona un sentimiento de sentido y propósito.
3. Las conductas a favor de otros, o de la sociedad, pueden provocar la liberación de oxitocina, que está implicada en la confianza y en el vínculo con los demás.
4. Hay algo que recompensa de manera intrínseca al hacer buenas acciones para los otros, que pueden estimular la liberación de dopamina.
5. Abrirse a los otros puede disminuir la actividad en nuestro sistema de respuesta al estrés.

Hay muchas maneras de servir a los demás:

- Ofrecer apoyo cuando alguien que nos preocupa está en dificultades.
- Responder con compasión cuando alguien comete un error.
- Llevar a un amigo a comer.
- Hacer que el día de nuestra pareja sea un poco más fácil.
- Ser comprensivo con los otros conductores.
- Escuchar atentamente a otra persona.
- Utilizar nuestras palabras para fortalecer a otros.
- Realizar voluntariado para ayudar a gente en circunstancias menos afortunadas.
- Apartarnos de nuestro camino para ayudar a alguien que probablemente nunca nos devolverá el favor.
- Donar los objetos materiales que no necesitamos.
- Ayudar a un vecino en el trabajo de jardinería.
- Preparar una comida para alguien que lo necesite.
- Donar dinero a una organización benéfica cuya obra nos parezca positiva.
- Visitar a algún conocido que esté en el hospital.

Ayudar a otros no solo nos hace más felices, sino que también es contagioso. Nuestras conductas útiles pueden multiplicarse a medida que otros responden del mismo modo. ¿Qué oportunidades puedes aprovechar esta semana para iluminar el día de alguien y de paso tu propio día? Puedes comenzar incluso ahora mismo.

AGRADECER

Nuestras mentes son especialistas en focalizarse en lo que va mal en nuestra vida y excluir lo que funciona bien. Y sin embargo, cuando observamos y apreciamos el bien en nuestras vidas, muchas veces hallamos una mayor alegría que la que podríamos haber pensado y que está a nuestra disposición.

La gratitud se ha relacionado con un amplio abanico de resultados posibles, entre los que se incluyen un mejor humor, menor riesgo de depresión, menos estrés, mayor satisfacción vital y relaciones más fuertes. Estos efectos pueden verse incluso con prácticas de gratitud sencillas y a corto plazo.

Por ejemplo, un equipo de investigadores pidió a los participantes que escribieran o bien cosas por las que estaban agradecidos o bien algunos problemas recientes de su vida; el ejercicio de gratitud conducía a una mayor emoción positiva, a una visión de la propia vida más positiva y a un mayor optimismo respecto al futuro.

La gratitud hace también más probable que ayudemos a los demás, incluso a costa de nosotros mismos; cuando nos damos cuenta de que nuestras propias arcas están llenas, estamos más dispuestos a compartir con otros.

Nuestros sistemas de atención son más sensibles a los cambios y aquello que tenemos siempre se pierde en el fondo de nuestra vida. Cuando decidimos practicar la gratitud, a menudo nos sorprendemos de las muchas cosas por las que podemos agradecer. Probablemente, entre ellas están:

- Una cama propia cada noche.
- Personas en tu vida que se preocupan por ti.
- Ropa con la que vestirte.
- Un planeta rebosante de vida.
- Una estrella que da calor a tu planeta y hace posible la fotosíntesis.
- Comida para alimentar tu cuerpo y dar energía a tus esfuerzos.
- Electricidad, agua corriente y climatización.
- Transporte.
- Un barrio relativamente seguro.

- Pulmones que proporcionan oxígeno a cada célula de tu cuerpo y liberan dióxido de carbono.
- Un cerebro que te aporta todas las experiencias.
- Un corazón que bombea tu sangre.
- Tus cinco sentidos.

Y la lista sigue y sigue: cosas que con frecuencia no percibimos ni apreciamos hasta que nos damos cuenta de que podríamos perderlas. ¿Cuántas veces hemos caído en la cuenta de lo maravilloso que es simplemente estar sano, después de cualquier enfermedad? Podemos hallar algo por lo que agradecer incluso en medio de las dificultades. Por ejemplo, podemos angustiarnos por tener que llevar a nuestro hijo a urgencias a mitad de la noche, pero también agradecer tener acceso a la asistencia médica durante las veinticuatro horas del día. Unas palabras de precaución aquí: cuídate de exhortar a otros para que practiquen la gratitud cuando están pasando por un momento difícil. Es fácil que sientan que eso minimiza las dificultades por las que están atravesando o que les quita importancia.

Hay muchas maneras de practicar la gratitud, tales como:

- Escribir aquello por lo que estás agradecido cada día (hacer esta actividad antes de irse a dormir puede incluso mejorar el sueño).
- Dedicar unos minutos a recordar eso por lo que estás agradecido.
- Verbalizar tu gratitud a alguien con quien compartes tu vida.
- Mandar una carta a alguien en la que expreses tu gratitud hacia esa persona.
- Practicar la meditación de gratitud.

La investigación reciente sugiere que expresar nuestra gratitud a otros es más efectivo incluso que simplemente pensar en ella;

y puede ser de lo más eficaz cuando estamos deprimidos. Emplea unos momentos ahora en pensar en los motivos que tienes para estar agradecido.

RESUMEN DEL CAPÍTULO Y DEBERES PARA CASA

Tenemos en nosotros, en todo momento, un amigo potencial: alguien que puede hablarnos para animarnos, elogiar nuestros éxitos, apoyarnos cuando estamos en horas bajas, planear experiencias hermosas para nosotros, darnos oportunidades para desarrollar nuestros puntos fuertes y desafiarnos de un modo amoroso. Desafortunadamente, a menudo jugamos el papel de nuestro propio enemigo: nos precipitamos a criticarnos, tardamos en perdonarnos, evitamos hacer ejercicio, nos privamos de sueño, nos alimentamos con comida poco sana y le restamos importancia al disfrute de la vida.

A través de las prácticas que hemos abordado en este capítulo, funcionarás con un enfoque totalmente distinto para planificar tu vida del modo en que lo harías para alguien a quien amas. Estos planes calmarán tus necesidades fundamentales en lo que respecta a comida nutritiva, sueño reparador y ejercicio constante. Incluyen también gestionar los inevitables factores estresantes que encuentres, y pasar momentos en la naturaleza; finalmente, una de las cosas más generosas que puedes hacer por ti es practicar la gratitud y demostrársela a otros.

Estas prácticas funcionan bien juntas. Por ejemplo, estudios sobre la forma de vida mediterránea han hallado beneficios no solo de la dieta, sino también del mayor compromiso con actividades sociales y más actividad física; un estudio halló que la dieta mediterránea por sí sola condujo a un 20 % aproximadamente de reducción del riesgo de depresión, mientras que añadir una mayor actividad física y más socialización conducía a una reducción de un 50 %.

¿Estás listo para llevar tus planes a la acción? Puedes empezar con estos pasos; céntrate al principio en los que sean más importantes para ti:

1. Haz balance de si te tratas como tratarías a alguien que te importa. ¿De qué maneras te gustaría tratarte mejor?
2. Planifica y empieza una rutina constante que priorice tu sueño.
3. Haz un cambio positivo en tu plan alimentario; por ejemplo, preparar unas cuantas comidas en casa cada semana.
4. Añade más ejercicio cada día. Comienza poco a poco y avanza gradualmente.
5. Crea un plan de gestión del estrés; incluye una pequeña actividad diaria (por ejemplo, escuchar música relajante cuando estés volviendo a casa); una actividad semanal más importante (por ejemplo, ir a una clase de yoga), y una actividad mensual (por ejemplo, hacerte un masaje profesional).
6. Incorpora más tiempo en la naturaleza cada semana: si es posible, combina el tiempo al aire libre con el contacto social.
7. Busca pequeñas maneras de servir a otros cada día, así como un proyecto de servicio de mayor envergadura, con regularidad (por ejemplo, hacer voluntariado semanalmente en un banco de alimentos).
8. Escribe tres cosas por las que estés agradecido cada noche antes de irte a dormir.

Sigue en movimiento

Este libro ha presentado distintos modos de gestionar las emociones difíciles. Hemos comenzado con los principios de la TCC y cómo pueden ser eficaces. A continuación, hemos visto los tres pilares de la TCC: conductual, cognitivo y las técnicas basadas en mindfulness; y hemos analizado cómo estos enfoques pueden ayudar en los casos de depresión, ira, ansiedad y otras experiencias emocionales que pueden sobrepasarnos. El capítulo anterior se ha centrado en hacernos amigos de nosotros mismos, algo que en realidad es el mensaje general de la TCC.

Te invito a volver a pensar qué te incitó a elegir este libro. ¿Qué te estaba ocurriendo que te dijo que era momento de cambiar? Repasa los objetivos que estableciste al comienzo, durante tu trabajo en el capítulo dos.

Espero que las estrategias que he ofrecido en estos capítulos te hayan ayudado a avanzar hacia el logro de tus objetivos. Mientras repasas los objetivos que te marcaste, ¿qué beneficios has hallado en el trabajo que has realizado? Puedes hablar con un ser querido para ver qué ha notado cuando aplicabas las técnicas de este libro.

Zach volvió a pensar en lo deprimido que había estado hacía seis meses. Recordó la escasa energía y motivación que tenía en ese momento y lo irritable que estaba. Incluso había comenzado a preguntarse si debería seguir viviendo, lo cual lo había asustado. A partir de ese momento se había esforzado por recuperar su vida y ahora se halla en un lugar muy diferente.

Mientras Zach hablaba sobre esos cambios con su esposa, Lisa, pensaron en qué era lo que había marcado la diferencia. «Decididamente, estuviste más contento en cuanto comenzaste a ver de nuevo a los amigos», dijo Lisa. Zach recordó lo difícil que había sido al principio abrirse a sus amigos y finalmente lo estimulante que había resultado.

«Sé que hacer ejercicio marcó una gran diferencia, también —dijo él. Hizo un silencio y luego añadió—: Creo que lo más importante fue recordar que soy una persona válida y que la gente me quiere. Había empezado realmente a creer cosas horribles de mí mismo». Mientras dialogaban, Zach fue anotando las claves que quería recordar.

Saber qué te ayuda es una de las cosas más importantes que puedes descubrir. Te recomiendo encarecidamente escribir las conductas y las actitudes a las que necesitas volver para estar de la mejor manera posible.

A través de la repetición, muchas de estas prácticas nuevas se convertirán en una segunda naturaleza. Por ejemplo, podemos empezar a asociar ciertas mañanas de la semana con hacer yoga o con correr un rato. No obstante, otras estrategias puede que sea más fácil dejarlas pasar, especialmente aquellas para las que resulta difícil planificar momentos concretos: cosas como practicar la gratitud, estar presente en nuestras actividades cotidianas o desafiar a nuestros pensamientos.

Además, algunas de las dificultades a las que nos enfrentamos hacen que sea menos probable utilizar las estrategias que nos resultan útiles. Por ejemplo, la desesperanza de la depresión puede empezar a decirnos que «no vale la pena» hacer esas mismas cosas que nos harían sentir mejor. Tener un plan escrito contribuye a que sea más fácil recordar las herramientas que necesitamos.

Zach tendía a pensar visualmente; así que diseñó un plan integrado que era más o menos así:

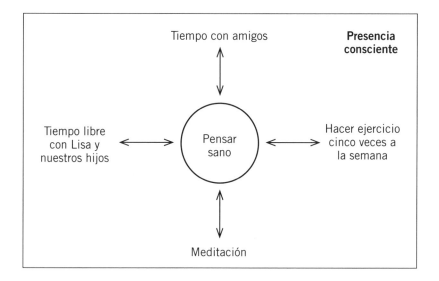

Vio el pensar sano como fundamental para sentirse bien y reconoció hasta qué punto sus pensamientos influenciaban su disponibilidad para hacer otras cosas que contribuían a su recuperación. Estas actividades, a su vez, reforzaban sus patrones de pensamientos sanos. Descubrió que el mindfulness había enriquecido cada una de estas prácticas y de ese modo las enmarcó todas ellas en el contexto de la presencia consciente.

A medida que resumes las estrategias que has encontrado útiles, piensa en cómo se relacionan entre sí. Observa los «círculos viciosos» que has creado, en los que los cambios positivos se refuerzan mutuamente. Por ejemplo, hacer ejercicio puede facilitar que se coma bien, lo que a su vez mejora la energía, y esto facilita que se haga ejercicio.

No hay ningún formato que sea erróneo para tu plan escrito. Simplemente, tendría que incluir los recordatorios claves que necesitarás, organizados de modo que tengan sentido para ti cuando vuelvas a ellos. Espero también que este libro sea un recurso al que regreses cuando lo necesites.

Te animo a tomar notas, subrayar pasajes y doblar las esquinas de las páginas que quieras repasar. Más importante aún es el aprendizaje personal que has adquirido respecto a lo que mejor funciona para ti; espero que este sea tu mejor recurso. Deseo que te sientas con más confianza respecto a tu capacidad de manejar cualquier dificultad a la que tengas que hacer frente. Ya ese conocimiento, por sí solo, puede disminuir mucho tu angustia.

Junto a un registro escrito de lo que funciona para ti, te sugiero que tengas una frase o eslogan fácil de recordar que capte las herramientas que tienes a tu disposición. A mí me gusta «piensa, actúa, sé», porque representa las principales estrategias de la TCC. Puedes utilizar ese o crear el tuyo para recordar lo que te ha ayudado en el pasado.

¿QUÉ HACER SI TODAVÍA ESTÁS LUCHANDO?

Si no has realizado el progreso que esperabas hacia tus objetivos, tienes varias opciones:

Si has hecho algunos progresos, quizás estás en el buen camino.
Piénsalo, y si es así, sigue con aquello que te ha ayudado hasta ahora y piensa en la posibilidad de añadir otras estrategias. Se necesita tiempo y práctica para llegar a un lugar significativamente mejor.

También es posible que este libro no fuese el más adecuado para ti. Quizás tus preocupaciones estaban basadas sobre todo en un conflicto matrimonial, que requiere terapia de pareja, o tal vez necesites alguna directriz más para trabajar directamente con un terapeuta. Sea como sea, te animo a seguir buscando la ayuda que necesites. He incluido recursos al final del libro para encontrar sitios web y libros que pueden serte útiles.

Si en algún momento descubres que tus dificultades van cada vez a más y no mejoran, busca ayuda profesional inmediatamente. Puedes pedirle a tu médico de cabecera que te derive a un especialista en salud mental. También he proporcionado enlaces *online* para encontrar ayuda en la sección de recursos. Si crees que podrías ser peligroso para ti mismo o para alguna otra persona, ve a las urgencias más cercanas o llama al teléfono de emergencias.

¿ADÓNDE IR DESDE AQUÍ?

Si estás contento con el progreso realizado, ¿qué hacer ahora? En primer lugar, te animo a sentirte bien acerca de lo que has logrado. Se necesita coraje y decisión para perseverar cuando la vida se pone difícil y no es poco aprender nuevas habilidades para vivir mejor.

Si sientes que has conseguido un progreso considerable hacia tus objetivos, te recomiendo que no te limites. Cuando las peores dificultades han pasado ya, estamos en una posición mejor para preguntarnos cómo sería seguir prosperando. ¿Qué nuevos objetivos puedes ponerte? Quizás has contemplado un cambio de profesión o quieres hacer que tu vida en el hogar sea mejor que nunca.

Aunque te aceptes tal como eres, recuerda que el crecimiento es un proceso constante y que podemos seguir subiendo el techo de nuestra experiencia. ¿Por qué contentarnos con salir adelante? Puedes utilizar el pensar correcto, la acción correcta y la conciencia atenta no solo para arreglar aquello que se ha roto, sino también para construir una vida que te guste.

MANTENERSE BIEN

Cuando uno se siente mejor, es natural dejar de invertir tanto como antes en nuestro propio bienestar. Te recomiendo encarecidamente que resistas esta tendencia y sigas con lo que te ha ayudado. Ahora es un buen momento para hacer balance de lo que será importante seguir haciendo. Te sugiero también que te anticipes a posibles obstáculos que quieras evitar. En el espíritu de la TCC, podemos planificar con antelación las circunstancias que supondrán desafíos para nosotros.

Zach sabía que los meses de invierno que se acercaban no solo ofrecían menos horas de luz solar, sino que también le hacían menos propenso a realizar ejercicio y a socializar. A medida que los días se acortaban, empezaba a hacer planes para pasar el invierno, como inscribirse en una piscina cubierta y planear un horario para ver a los amigos.

También hablaba con Lisa acerca de sus intenciones para el invierno, de modo que ella pudiera apoyar sus esfuerzos y así tener también a quién rendir cuentas. Saber que tenía un plan disminuía su preocupación acerca de los meses de invierno.

¿Qué situaciones de tu propia vida podían llevar a un retroceso sin la preparación adecuada? Date un tiempo para escribir un plan respecto a cómo manejarías esas situaciones.

ÚLTIMOS PENSAMIENTOS

Me gustaría dejarte con unos cuantos puntos claves para tener en mente.

En primer lugar, recuerda que mereces cuidarte. Nuestra sociedad, en su mayor parte, trata el cuidado de uno mismo como un lujo autoindulgente, cuando en realidad no solo es fundamental para tu bienestar, sino que también beneficia a las personas que hay en tu vida.

En esta línea, espero que te rodees de gente que se preocupe por ti y que saque lo mejor de ti y que alimentes tus relaciones más próximas. Pocas cosas tienen un impacto tan grande sobre nuestro bienestar como la calidad de nuestras relaciones; las que son fuertes te sostendrán durante cualquier obstáculo que encuentres en tu camino.

No importa por lo que pases, haz todos los esfuerzos que puedas para servir a los demás. Del mismo modo que el cuidado de uno mismo no es egoísmo, el servicio a los otros no es realmente autosacrificio; de hecho, es lo que más nos ayuda cuando atravesamos por problemas.

Y finalmente, recuerda practicar la gratitud tan a menudo como te sea posible, ya que es uno de los regalos más generosos que puedes hacerte. Recuerda todo lo que tienes, incluso cuando todo esté lejos de ser perfecto. La gratitud no niega nuestros problemas, pero aligera su peso. En el espíritu de la gratitud, te agradezco que te hayas tomado el tiempo de leer este libro. Sigue trabajando. Sigue usando tu mente, tus acciones y tu presencia para ser la persona que quieres ser. Te deseo lo mejor mientras sigues tu camino.

Recursos

RECURSOS *ONLINE*

Visita los siguientes recursos *online* para acrecentar tu aprendizaje, para encontrar ayuda profesional y para bucear más profundamente en los tratamientos y las técnicas.

INFORMACIÓN GENERAL
Anxiety and Depression Association of America

http://www.adaa.org/understanding-anxiety

La web de la Asociación de América para la Ansiedad y la Depresión analiza lo que diferencia la ansiedad y la depresión normal de un trastorno, proporciona estadísticas sobre estos estados, y tiene información sobre el TOC y el TEPT.

Mayo Clinic Healthy Lifestyle

www.mayoclinic.org/healthy-lifestyle

La Clínica Mayo ofrece infrmacion sobre alimentación sana, aptitud física, gestión del estrés, pérdida de peso y otros asuntos relacionados. Artículos de una mayor profundidad pueden encontrarse en cada uno de los temas que caen bajo los siguientes encabezamientos.

National Institute of Mental Health

Ansiedad: www.nimh.nih.gov/health/topics/anxiety-disorders/index.shtml

Depresión: www.nimh.nih.gov/health/topics/depression/index.shtml

Estas webs describen los síntomas comunes de la depresión y la ansiedad, exponen los factores de riesgo y los tratamientos, y presentan cómo hallar ensayos clínicos para los que quizás reúnas los requisitos. También incluyen enlaces a folletos y catálogos.

National Institute on Alcohol Abuse and Alcoholism

www.niaaa.nih.gov

La web del Instituto Nacional sobre la Adicción al Alcohol y el Alcoholismo proporciona información sobre los efectos del consumo del alcohol, describe las investigaciones que se realizan e incluye información sobre ensayos clínicos en los que podrías participar. Incluye también enlaces a folletos, catálogos y fichas informativas gratuitos.

MINDFULNESS
American Mindfulness Research Association

www.goamra.org

La Asociación Americana para la Investigación de Mindfulness presenta los últimos hallazgos de la investigación relacionados con mindfulness, así como un mapa interactivo para encontrar programas de entrenamiento en esta práctica.

Mindfulnet

www.mindfulnet.org/index.htm

Esta web es una oficina de información sobre mindfulness: qué es, cómo se utiliza, investigación que la apoya, etc.

LIBROS

Muchas de estas obras se encuentran en la lista de libros meritorios en la Association for Behavioral and Cognitive Therapy. Eso significa que presentan un tratamiento que se basa en una evidencia científica sólida. La lista completa puede hallarse en www.abct. org/SHBooks.

ADICCIÓN

Anderson, Kenneth. *How to Change Your Drinking: A Harm Reduction Guide to Alcohol.*

Glasner-Edwards, Suzette. *The Addiction Recovery Skills Workbook: Changing Addictive Behaviors Using CBT, Mindfulness, and Motivational Interviewing Techniques.*

Williams, Rebecca E. y Julie S. Kraft. *The Mindfulness Workbook for Addiction: A Guide to Coping with the Grief, Stress and Anger That Trigger Addictive Behaviors.*

Wilson, Kelley y Troy DuFrene. *The Wisdom to Know the Difference: An Acceptance and Commitment Therapy Workbook for Overcoming Substance Abuse.*

IRA

Karmin, Aaron. *Anger Management Workbook for Men: Take Control of Your Anger and Master Your Emotions.*

McKay, Matthew y Peter Rogers. *The Anger Control Workbook.*

Potter-Efron, Ronald. *Rage: A Step-by-Step Guide to Overcoming Explosive Anger.*

Scheff, Leonard y Susan Edmiston. *The Cow in the Parking Lot: A Zen Approach to Overcoming Anger.*

ANSIEDAD

Antony, Martin M. y Richard P. Swinson. *The Shyness and Social Anxiety Workbook: Proven Techniques for Overcoming Your Fears.*

Carbonell, David. *Panic Attacks Workbook: A Guided Program for Beating the Panic Trick.*

Clark, David A. y Aaron T. Beck. *The Anxiety and Worry Workbook: The Cognitive Behavioral Solution* [trad. cast. por Desclée de Brower: *Manual práctico para la ansiedad y las preocupaciones. La solución cognitivo-conductual*].

Cuncic, Arlin. *The Anxiety Workbook: A 7-Week Plan To Overcome Anxiety, Stop Worrying, and End Panic.*

Robichaud, Melisa y Michel J. Dugas. *The Generalized Anxiety Disorder Workbook: A Comprehensive CBT Guide for Coping with Uncertainty, Worry, and Fear.*

Tolin, David. *Face Your Fears: A Proven Plan to Beat Anxiety, Panic, Phobias, and Obsessions.*

Tompkins, Michael A. *Anxiety and Avoidance: A Universal Treatment for Anxiety, Panic, and Fear.*

ASERTIVIDAD

Alberti, Robert y Michael Emmons. *Your Perfect Right: Assertiveness and Equality in Your Life and Relationships.*

Vavrichek, Sherrie. *The Guide to Compassionate Assertiveness: How to Express Your Needs and Deal with Conflict While Keeping a Kind Heart.*

DEPRESIÓN

Addis, Michael E. y Christopher R. Martell. *Overcoming Depression One Step at a Time: The New Behavioral Activation Approach to Getting Your Life Back.*

Burns, David D. *The Feeling Good Handbook,* Ed. rev. [trad. cast. por Paidós: *Sentirse bien: una nueva terapia contra las depresiones*].

Greenberger, Dennis y Christine A. Padesky. *Mind Over Mood: Change How You Feel by Changing the Way You Think,* 2.ª ed. [trad. cast. por Paidós: *El control de tu estado de ánimo. 2.ª edición: Cambia lo que sientes, cambiando cómo piensas*].

Joiner, Thomas Jr. y Jeremy Pettit. *The Interpersonal Solution to Depression: A Workbook for Changing How You Feel by Changing How You Relate.*

Rego, Simon y Sarah Fader. *The 10-Step Depression Relief Workbook: A Cognitive Behavioral Therapy Approach.*

DEPRESIÓN Y ANSIEDAD

Davis, Martha, Elizabeth Robbins Eshelman y Matthew McKay. *The Relaxation and Stress Reduction Workbook,* 6.ª ed.

Ellis, Albert y Robert A. Harper. *A New Guide to Rational Living.* [trad. cast. por Obelisco: *Una nueva guía para una vida racional*].

Gillihan, Seth J. *Retrain Your Brain: Cognitive Behavioral Therapy in 7 Weeks: A Workbook for Managing Depression and Anxiety.*

Otto, Michael y Jasper Smits. *Exercise for Mood and Anxiety: Proven Strategies for Overcoming Depression and Enhancing Well-Being.*

MINDFULNESS

Brach, Tara. *Radical Acceptance: Embracing Your Life with the Heart of a Buddha.* [trad. cast. por Gaia: *Aceptación radical. Abrazar tu vida con el corazón de un Buddha*].

Germer, Christopher K. *The Mindful Path to Self-Compassion: Freeing Yourself from Destructive Thoughts and Emotions.*

Kabat-Zinn, Jon. *Full Catastrophe Living: Using the Wisdom of Your Body and Mind to Face Stress, Pain, and Illness,* ed. rev. [trad. cast. por Kairós: *Vivir con plenitud las crisis: cómo utilizar la sabiduría del cuerpo y de la mente para enfrentarnos al estrés, el dolor y la enfermedad*].

Orsillo, Susan M. y Lizabeth Roemer. *The Mindful Way Through Anxiety: Break Free from Chronic Worry and Reclaim Your Life.* [trad. cast. por Desclée de Brouwer: *Vivir la ansiedad con conciencia: líberese de la preocupación y recupere su vida*].

Salzberg, Sharon. *Lovingkindness: The Revolutionary Art of Happiness* [trad. cast. por Océano: *Amor verdadero: el arte de la atención y la compasión*].

Teasdale, John D. y Zindel V. Segal. *The Mindful Way Through Depression: Freeing Yourself from Chronic Unhappiness* [tras. cast. por Paidós: *Vencer la depresión: descubre el poder de las técnicas del mindfulness*].

RELACIONES

Gottman, John y Joan DeClaire. *The Relationship Cure: A Five-Step Guide to Strengthening Your Marriage, Family, and Friendships.*

McKay, Matthew, Patrick Fanning y Kim Paleg. *Couple Skills: Making Your Relationship Work.*

Richo, David. *How to Be an Adult in Relationships: The Five Keys to Mindful Loving* [trad. cast. por Desclée de Brouwer: *Cómo llegar a ser un adulto*].

Ruiz, Don Miguel. *The Mastery of Love: A Practical Guide to the Art of Relationship.*

EL CUIDADO DE UNO MISMO

Brown, Brené. *The Gifts of Imperfection: Let Go of Who You Think You're Supposed to Be and Embrace Who You Are* [trad. cast. por Gaia: *Los dones de la imperfección: líbrate de quien crees que deberías ser y abraza a quien realmente eres*].

Neff, Kristin. *Self-Compassion: The Proven Power of Being Kind to Yourself* [trad. cast. por Paidós: *Sé amable contigo mismo: el arte de compasión hacia uno mismo*].

DORMIR

Carney, Colleen. *Quiet Your Mind and Get to Sleep: Solutions to Insomnia for Those with Depression, Anxiety, or Chronic Pain.*

Ehrnstrom, Colleen y Alisha L. Brosse. *End the Insomnia Struggle: A Step-by-Step Guide to Help You Get to Sleep and Stay Asleep.*

Bibliografía

Akbaraly, Tasnime N., Eric J. Brunner, Jane E. Ferrie, Michael G. Marmot, Mika Kivimäki y Archana Singh-Manoux. «Dietary Pattern and Depressive Symptoms in Middle Age». *The British Journal of Psychiatry* 195, n.º 5 (octubre de 2009): 408-413. doi: 10.1192/bjp.bp.108.058925.

Akbaraly, Tasnime N., Clarisse Kerleau, Marilyn Wyart, Nathalie Chevallier, Louise Ndiaye, Nitin Shivappa, James R. Hébert y Mika Kivimäki. «Dietary Inflammatory Index and Recurrence of Depressive Symptoms: Results from the Whitehall II Study». *Clinical Psychological Science* 4, n.º 6 (noviembre de 2016): 1125-1134. doi: 10.1177/2167702616645777.

Alcock, Ian, Mathew P. White, Benedict W. Wheeler, Lora E. Fleming y Michael H. Depledge. «Longitudinal Effects on Mental Health of Moving to Greener and Less Green Urban Areas». *Environmental Science & Technology 48*, n.º 2 (2014): 1247-1255. doi: 10.1021/es403688w.

American Psychiatric Association. *Diagnostic and Statistical Manual of Mental Disorders*, 5.ª ed. (*DSM-5*). Arlington, VA: American Psychiatric Association Publishing, 2013 [trad. cast. *DSM-5 Manual diagnóstico y estadístico de los trastornos mentales*].

Anderson, Kristen Joan. «Impulsivity, Caffeine, and Task Difficulty: A Within-Subjects Test of the Yerkes-Dodson Law». *Personality and Individual Differences* 16, n.º 6 (junio de 1994): 813-829. doi: 10.1016/0191-8869(94)90226-7.

Arias-Carrión, Óscar, Maria Stamelou, Eric Murillo-Rodríguez, Manuel Menéndez-González y Ernst Pöppel. «Dopaminergic Reward System: A Short Integrative Review». *International Archives of Medicine* 3, n.º 1 (2010): 24. doi: 10.1186/1755-7682-3-24.

Asmundson, Gordon J. G., Mathew G. Fetzner, Lindsey B. DeBoer, Mark B. Powers, Michael W. Otto y Jasper A. J. Smits. «Let's Get Physical: A Contemporary Review of the Anxiolytic Effects of Exercise for Anxiety and Its Disorders». *Depression and Anxiety* 30, n.º 4 (abril de 2013): 362-373. doi:10.1002/da.22043.

Barlow, David H., Jack M. Gorman, M. Katherine Shear y Scott W. Woods. «Cognitive-Behavioral Therapy, Imipramine, or Their Combination for Panic Disorder: A Randomized Controlled Trial». *Journal of the American Medical Association* 283, n.º 19 (2000): 2529-2536. doi: 10.1001/jama.283.19.2529.

Barth, Jürgen, Martina Schumacher y Christoph Herrmann-Lingen. «Depression as a Risk Factor for Mortality in Patients with Coronary Heart Disease: A Meta-Analysis». *Psychosomatic Medicine* 66, n.º 6 (noviembre/diciembre de 2004): 802-813. doi: 10.1097/01.psy.0000146332.53619.b2.

Bartlett, Monica Y. y David DeSteno. «Gratitude and Prosocial Behavior: Helping When It Costs You». *Psychological Science* 17, n.º 4 (abril de 2006): 319-325. doi: 10.1111/j.1467-9280.2006.01705.x.

Be, Daniel, Mark A. Whisman y Lisa A. Uebelacker. «Prospective Associations Between Marital Adjustment and Life Satisfaction». *Personal Relationships* 20, n.º 4 (diciembre de 2013): 728-739. doi: 10.1111/pere.12011.

Beck, Aaron T. *Cognitive Therapy and the Emotional Disorders*. Nueva York: Penguin Books, 1979.

————. *Prisioneros del odio: Las bases de la ira, la hostilidad y la violencia*. Barcelona: Ediciones Paidós, 2003.

Beck, Aaron T., Andrew C. Butler, Gregory K. Brown, Katherine K. Dahlsgaard, Cory F. Newman y Judith S. Beck. «Dysfunctional Beliefs Discriminate Personality Disorders». *Behaviour Research and Therapy* 39, n.º 10 (2001): 1213-1225.

Beck, Aaron T., A. John Rush, Brian F. Shaw y Gary Emery. *Terapia cognitiva de la depresión*. Bilbao: Desclée de Brouwer, 2012.

Beck, Judith S. *Terapia cognitiva*. Barcelona: GEDISA, 2011.

Beck, Richard y Ephrem Fernández. «Cognitive-Behavioral Therapy in the Treatment of Anger: A Meta-Analysis». *Cognitive Therapy and Research* 22, n.º 1 (febrero de 1998): 63-74.

Bergmans, Rachel S. y Kristen M. Malecki. «The Association of Dietary Inflammatory Potential with Depression and Mental Well-Being Among US Adults». *Preventive Medicine* 99 (marzo de 2017): 313-319. doi: 10.1016/ j.ypmed.2017.03.016.

Bratman, Gregory N., J. Paul Hamilton, Kevin S. Hahn, Gretchen C. Daily y James J. Gross. «Nature Experience Reduces Rumination and Subgenual Prefrontal Cortex Activation». *Proceedings of the National Academy of Sciences* 112, n.º 28 (julio de 2015): 8567-8572. doi: /10.1073/pnas.1510459112.

Brown, Daniel K., Jo L. Barton y Valerie F. Gladwell. «Viewing Nature Scenes Positively Affects Recovery of Autonomic Function Following Acute-Mental Stress». *Environmental Science & Technology* 47, n.º 11 (junio de 2013): 5562-5569. doi: 10.1021/es305019p.

Brown, Emma M., Debbie M. Smith, Tracy Epton y Christopher J. Armitage. «Do Self-Incentives Change Behavior? A Systematic Review and Meta-Analysis». *Behavior Therapy* 49, n.º 1 (2018): 113-123. doi: 10.1016/j.beth.2017.09.004.

Burns, David D. *El manual de ejercicios para sentirse bien.* Barcelona: Ediciones Paidós, 2012.

Carson, Rachel. *Primavera silenciosa.* Barcelona: Editorial Crítica, 2016.

Chiesa, Alberto y Alessandro Serretti. «Mindfulness-Based Stress Reduction for Stress Management in Healthy People: A Review and Meta-Analysis». *The Journal of Alternative and Complementary Medicine* 15, n.º 5 (mayo de 2009): 593-600. doi: 10.1089/acm.2008.0495.

Cooney, Gary M., Kerry Dwan, Carolyn A. Greig, Debbie A. Lawlor, Jane Rimer, Fiona R. Waugh, Marion McMurdo y Gillian E. Mead. «Exercise for Depression». *Cochrane Database of Systematic Reviews*, n.º 9 (septiembre de 2013). doi:10.1002/14651858.CD004366.pub6.

Craske, Michelle G. y David H. Barlow. *Mastery of Your Anxiety and Panic: Workbook,* 4.ª ed. Nueva York: Oxford University Press, 2006.

Crocker, Jennifer y Amy Canevello. «Creating and Undermining Social Support in Communal Relationships: The Role of Compassionate and Self-Image Goals». *Journal of Personality and Social Psychology* 95, n.º 3 (septiembre de 2008): 555-575. doi: 10.1037/0022-3514.95.3.555.

Cuijpers, Pim, Tara Donker, Annemieke van Straten, J. Li y Gerhard Andersson. «Is Guided Self-Help as Effective as Face-to-Face Psychotherapy for Depression and Anxiety Disorders? A Systematic Review and Meta-Analysis of Comparative Outcome Studies». *Psychological Medicine* 40, n.º 12 (diciembre de 2010): 1943-1957. doi: 10.1017/ S0033291710000772.

Davis, Daphne M. y Jeffrey A. Hayes. «What Are the Benefits of Mindfulness? A Practice Review of Psychotherapy-Related Research». *Psychotherapy* 48, n.º 2 (2011): 198-208.

Derks, Daantje y Arnold B. Bakker. «Smartphone Use, Work-Home Interference, and Burnout: A Diary Study on the Role of Recovery». *Applied Psychology* 63, n.º 3 (julio de 2014): 411-440. doi: 10.1111/j.1464-0597.2012.00530.x.

DeRubeis, Robert J., Steven D. Hollon, Jay D. Amsterdam, Richard C. Shelton, Paula R. Young, Ronald M. Salomon, John P. O'Reardon, Margaret L. Lovett, Madeline M. Gladis, Laurel L. Brown y Robert Gallop. «Cognitive Therapy vs Medications in the Treatment of Moderate to Severe Depression». *Archives of General Psychiatry* 62, n.º 4 (2005): 409-416. doi: 10.1001/archpsyc.62.4.409.

DeRubeis, Robert J., Christian A. Webb, Tony Z. Tang y Aaron T. Beck. «Cognitive Therapy». En *Handbook of Cognitive-Behavioral Therapies*, 3.ª ed. Keith S. Dobson (ed.), pp. 349-392. Nueva York: Guilford Press, 2001.

Diamond, David M., Adam M. Campbell, Collin R. Park, Joshua H alonen y Phillip R. Zoladz. «The Temporal Dynamics Model of Emotional Memory Processing: A Synthesis on the Neurobiological Basis of Stress-Induced Amnesia, Flashbulb and Traumatic Memories, and the Yerkes-Dodson Law». *Neural Plasticity* (2007). doi: 10.1155/2007/60803.

Division 12 of the American Psychological Association. «Research-Supported Psychological Treatments». Consultado el 15 de noviembre de 2017. https://www.div12.org/psychological-treatments.

Ekers, David, Lisa Webster, Annemieke van Straten, Pim Cuijpers, David Richards y Simon Gilbody. «Behavioural Activation for Depression: An Update of Meta-Analysis of Effectiveness and Sub Group Analysis». *PloS One* 9, n.º 6 (junio de 2014): e100100. doi: 10.1371/journal.pone.0100100.

Ellenbogen, Jeffrey M., Jessica D. Payne y Robert Stickgold. «The Role of Sleep in Declarative Memory Consolidation: Passive, Permissive, Active or None?». *Current Opinion in Neurobiology* 16, n.º 6 (diciembre de 2006): 716-722. doi: 10.1016/j.conb.2006.10.006.

Ellis, Albert. *Razón y emoción en psicoterapia*. Bilbao: Desclée de Brouwer, 2008.

Emmons, Robert A. y Michael E. McCullough. «Counting Blessings Versus Burdens: An Experimental Investigation of Gratitude and Subjective Well-Being in Daily Life». *Journal of Personality and Social Psychology* 84, n.º 2 (febrero de 2003): 377-389.

Erickson, Thane M., M. Teresa Granillo, Jennifer Crocker, James L. Abelson, Hannah E. Reas y Christina M. Quach. «Compassionate and

Self-Image Goals as Interpersonal Maintenance Factors in Clinical Depression and Anxiety». *Journal of Clinical Psychology* (septiembre de 2017). doi: 10.1002/jclp.22524.

Felmingham, Kim, Andrew Kemp, Leanne Williams, Pritha Das, Gerard Hughes, Anthony Peduto y Richard Bryant. «Changes in Anterior Cingulate and Amygdala After Cognitive Behavior Therapy of Post-traumatic Stress Disorder». *Psychological Science* 18, n.º 2 (febrero de 2007): 127-129.

Fox, Jesse y Jennifer J. Moreland. «The Dark Side of Social Networking Sites: An Exploration of the Relational and Psychological Stressors Associated with Facebook Use and Affordances». *Computers in Human Behavior* 45 (abril de 2015): 168-176. doi: 10.1016/j.chb.2014.11.083.

Francis, Kylie y Michel J. Dugas. «Assessing Positive Beliefs About Worry: Validation of a Structured Interview». *Personality and Individual Differences* 37, n.º 2 (julio de 2004): 405-415. doi: 10.1016/j.paid.2003.09.012.

Gillihan, Seth J., John A. Detre, Martha J. Farah y Hengyi Rao. «Neural Substrates Associated with Weather-Induced Mood Variability: An Exploratory Study Using ASL Perfusion fMRI». *Journal of Cognitive Science* 12, n.º 2 (2011): 195-210.

Gillihan, Seth J., Hengyi Rao, Jiongjiong Wang, John A. Detre, Jessica Breland, Geena Mary V. Sankoorikal, Edward S. Brodkin y Martha J. Farah. «Serotonin Transporter Genotype Modulates Amygdala Activity During Mood Regulation». *Social Cognitive and Affective Neuroscience* 5, n.º 1 (marzo de 2010): 1-10. doi: 10.1093/scan/nsp035.

Gillihan, Seth J., Chenjie Xia, Alisa A. Padon, Andrea S. Heberlein, Martha J. Farah y Lesley K. Fellows. «Contrasting Roles for Lateral and Ventromedial Prefrontal Cortex in Transient and Dispositional Affective Experience». *Social Cognitive and Affective Neuroscience* 6, n.º 1 (enero de 2011): 128-137. doi: 10.1093/scan/nsq026.

Grant, Adam. *Originales: Cómo los inconformistas mueven el mundo*. Barcelona: Ediciones Paidós, 2017.

Grant, Joshua A., Emma G. Duerden, Jérôme Courtemanche, Mariya Cherkasova, Gary H. Duncan y Pierre Rainville. «Cortical Thickness, Mental Absorption and Meditative Practice: Possible Implications for Disorders of Attention». *Biological Psychology* 92, n.º 2 (2013): 275-281.

Hartig, Terry, Richard Mitchell, Sjerp de Vries y Howard Frumkin. «Nature and Health». *Annual Review of Public Health* 35 (2014): 207-228. doi: 10.1146/annurev-publhealth-032013-182443.

Hellström, Kerstin y Lars-Göran Öst. «One-Session Therapist Directed Exposure vs Two Forms of Manual Directed Self-Exposure in the

Treatment of Spider Phobia». *Behaviour Research and Therapy* 33, n.º 8 (noviembre de 1995): 959-965. doi: 1016/0005-7967(95)00028-V.

Hirshkowitz, Max, Kaitlyn Whiton, Steven M. Albert, Cathy Alessi, Oliviero Bruni, Lydia DonCarlos, Nancy Hazen *et al.* «National Sleep Foundation's Sleep Time Duration Recommendations: Methodology and Results Summary». *Sleep Health* 1, n.º 1 (2015): 40-43. doi: 10.1016/j.sleh.2014.12.010.

Hofmann, Stefan G., Anu Asnaani, Imke J. J. Vonk, Alice T. Sawyer y Angela Fang. «The Efficacy of Cognitive Behavioral Therapy: A Review of Meta-Analyses». *Cognitive Therapy and Research* 36, n.º 5 (octubre de 2012): 427-440. doi: 10.1007/s10608-012-9476-1.

Hofmann, Stefan G., Alice T. Sawyer, Ashley A. Witt y Diana Oh. «The Effect of Mindfulness-Based Therapy on Anxiety and Depression: A Meta-Analytic Review». *Journal of Consulting and Clinical Psychology* 78, n.º 2 (abril de 2010): 169-183. doi: 10.1037/a0018555.

Hollon, Steven D., Robert J. DeRubeis, Richard C. Shelton, Jay D. Amsterdam, Ronald M. Salomon, John P. O'Reardon, Margaret L. Lovett *et al.* «Prevention of Relapse Following Cognitive Therapy vs Medications in Moderate to Severe Depression». *Archives of General Psychiatry* 62, n.º 4 (abril de 2005): 417-422. doi: 10.1001/archpsyc.62.4.417.

Irwin, Michael R., Minge Wang, Capella O. Campomayor, Alicia Collado-Hidalgo y Steve Cole. «Sleep Deprivation and Activation of Morning Levels of Cellular and Genomic Markers of Inflammation». *Archives of Internal Medicine* 166, n.º 16 (2006): 1756-1762. doi: 10.1001/archinte.166.16.1756.

Jacka, Felice N., Julie A. Pasco, Arnstein Mykletun, Lana J. Williams, Allison M. Hodge, Sharleen Linette O'Reilly, Geoffrey C. Nicholson, Mark A. Kotowicz y Michael Berk. «Association of Western and Traditional Diets with Depression and Anxiety in Women». *American Journal of Psychiatry* 167, n.º 3 (marzo de 2010): 305-311. doi: 10.1176/appi.ajp.2009.09060881.

James, William. *On Vital Reserves: The Energies of Men. The Gospel of Relaxation*. Nueva York: Henry Holt and Company, 1911.

Jeanne, Miranda, James J. Gross, Jacqueline B. Persons y Judy Hahn. «Mood Matters: Negative Mood Induction Activates Dysfunctional Attitudes in Women Vulnerable to Depression». *Cognitive Therapy and Research* 22, n.º 4 (agosto de 1998): 363-376. doi: 10.1023/A:1018709212986.

Kabat-Zinn, Jon, Leslie Lipworth y Robert Burney. «The Clinical Use of Mindfulness Meditation for the Self-Regulation of Chronic Pain». *Journal of Behavioral Medicine* 8, n.º 2 (1985): 163-190.

Kaplan, Bonnie J., Julia J. Rucklidge, Amy Romijn y Kevin McLeod. «The Emerging Field of Nutritional Mental Health: Inflammation, the Microbiome, Oxidative Stress, and Mitochondrial Function». *Clinical Psychological Science* 3, n.º 6 (2015): 964-980.

Kessler, Ronald C., Patricia Berglund, Olga Demler, Robert Jin, Doreen Koretz, Kathleen R. Merikangas, A. John Rush, Ellen E. Walters y Philip S. Wang. «The Epidemiology of Major Depressive Disorder: Results from the National Comorbidity Survey Replication (NCS-R)». *Journal of the American Medical Association* 289, n.º 23 (junio de 2003): 3095-3105. doi: 10.1001/jama.289.23.3095.

Kessler, Ronald C., Patricia Berglund, Olga Demler, Robert Jin, Kathleen R. Merikangas y Ellen E. Walters. «Lifetime Prevalence and Age-of-Onset Distributions of DSM-IV Disorders in the National Comorbidity Survey Replication». *Archives of General Psychiatry* 62, n.º 6 (junio de 2005): 593-602. doi: 10.1001/archpsyc.62.6.593.

Kessler, Ronald C., Wai Tat Chiu, Robert Jin, Ayelet Meron Ruscio, Katherine Shear y Ellen E. Walters. «The Epidemiology of Panic Attacks, Panic Disorder, and Agoraphobia in the National Comorbidity Survey Replication». *Archives of General Psychiatry* 63, n.º 4 (abril de 2006): 415-424. doi:10.1001/archpsyc.63.4.415.

Kessler, Ronald C., Maria Petukhova, Nancy A. Sampson, Alan M. Zaslavsky y Hans Ullrich Wittchen. «Twelve-Month and Lifetime Prevalence and Lifetime Morbid Risk of Anxiety and Mood Disorders in the United States». *International Journal of Methods in Psychiatric Research* 21, n.º 3 (septiembre de 2012): 169-184. doi:10.1002/mpr.1359.

Kessler, Ronald C., Ayelet Meron Ruscio, Katherine Shear y Hans-Ulrich Wittchen. «Epidemiology of Anxiety Disorders». En *Behavioral Neurobiology of Anxiety and Its Treatment*, Murray B. Stein y Thomas Steckler (eds.), pp. 21-35. Heidelberg, Alemania: Springer, 2009.

Krogh, Jesper, Merete Nordentoft, Jonathan A. C. Sterne y Debbie A. Lawlor. «The Effect of Exercise in Clinically Depressed Adults: Systematic Review and Meta-Analysis of Randomized Controlled Trials». *The Journal of Clinical Psychiatry* 72, n.º 4 (abril de 2011): 529-538. doi: 10.4088/JCP.08r04913blu.

Kross, Ethan, Philippe Verduyn, Emre Demiralp, Jiyoung Park, David Seungjae Lee, Natalie Lin, Holly Shablack, John Jonides y Oscar Ybarra. «Facebook Use Predicts Declines in Subjective Well-Being in Young Adults». *PloS One* 8, n.º 8 (agosto de 2013): e69841. doi: 10.1371/journal.pone.0069841.

Lai, Jun S., Sarah Hiles, Alessandra Bisquera, Alexis J. Hure, Mark McEvoy y John Attia. «A Systematic Review and Meta-Analysis of Dietary

Patterns and Depression in Community-Dwelling Adults». *The American Journal of Clinical Nutrition* 99, n.º 1 (enero de 2014): 181-197. doi: 10.3945/ajcn.113.06988.

LeDoux, Joseph E. «Emotion: Clues from the Brain». *Annual Review of Psychology* 46, n.º 1 (1995): 209-235.

Lejuez, C. W., Derek R. Hopko, Ron Acierno, Stacey B. Daughters y Sherry L. Pagoto. «Ten-Year Revision of the Brief Behavioral Activation Treatment for Depression: Revised Treatment Manual». *Behavior Modification* 35, n.º 2 (febrero de 2011): 111-161.

Locke, Edwin A. y Gary P. Latham. «Building a Practically Useful Theory of Goal Setting and Task Motivation: A 35-Year Odyssey». *American Psychologist* 57, n.º 9 (2002): 705-717. doi: 10.1037/0003-066X.57.9.705.

Ma, S. Helen y John D. Teasdale. «Mindfulness-Based Cognitive Therapy for Depression: Replication and Exploration of Differential Relapse Prevention Effects». *Journal of Consulting and Clinical Psychology* 72, n.º 1 (febrero de 2004): 31-40. doi: 10.1037/0022-006X.72.1.31.

Minkel, Jared D., Siobhan Banks, Oo Htaik, Marisa C. Moreta, Christopher W. Jones, Eleanor L. McGlinchey, Norah S. Simpson y David F. Dinges. «Sleep Deprivation and Stressors: Evidence for Elevated Negative Affect in Response to Mild Stressors When Sleep Deprived». *Emotion* 12, n.º 5 (octubre de 2012): 1015-1020. doi: 10.1037/a0026871.

Mitchell, Matthew D., Philip Gehrman, Michael Perlis y Craig A. Umscheid. «Comparative Effectiveness of Cognitive Behavioral Therapy for Insomnia: A Systematic Review». *BMC Family Practice* 13 (mayo de 2012): 1-11. doi: 10.1186/1471-2296-13-40.

Nelson, Julia y Allison G. Harvey. «An Exploration of Pre-Sleep Cognitive Activity in Insomnia: Imagery and Verbal Thought». *British Journal of Clinical Psychology* 42, n.º 3 (septiembre de 2003): 271-288.

Nemeroff, Charles B., J. Douglas Bremner, Edna B. Foa, Helen S. Mayberg, Carol S. North y Murray B. Stein. «Posttraumatic Stress Disorder: A State-of-the-Science Review». *Journal of Psychiatric Research* 40, n.º 1 (2006): 1-21. doi: 10.1016/j.jpsychires.2005.07.005.

National Institute of Mental Health. «Mental Health Medications». Consultado el 21 de noviembre de 2017. https://www.nimh.nih.gov/health/topics/mental-health-medications/index.shtml.

____ «Mental Health Statistics». Consultado el 10 de noviembre de 2017. https://www.nimh.nih.gov/health/topics/index.shtml.

O'Connell, Brenda H., Deirdre O'Shea y Stephen Gallagher. «Feeling Thanks and Saying Thanks: A Randomized Controlled Trial Examining If and How Socially Oriented Gratitude Journals Work». *Journal of Clinical Psychology* 73, n.º 10 (octubre de 2017): 1280-1300. doi: 10.1002/jclp.22469.

Opie, R. S., C. Itsiopoulos, N. Parletta, A. Sánchez-Villegas, T. N. Akbaraly, Anu Ruusunen y F. N. Jacka. «Dietary Recommendations for the Prevention of Depression». *Nutritional Neuroscience* 20, n.º 3 (abril de 2017): 161-171. doi: 10.1179/1476830515Y.0000000043.

Öst, Lars-Göran. «One-Session Treatment of Specific Phobias». *Behaviour Research and Therapy* 27, n.º 1 (febrero de 1989): 1-7. doi: 10.1016/0005-7967(89)90113-7.

Owen, John M. «Transdiagnostic Cognitive Processes in High Trait Anger». *Clinical Psychology Review* 31, n.º 2 (2011): 193-202. doi: 10.1016/j.cpr.2010.10.003.

Parletta, Natalie, Dorota Zarnowiecki, Jihyun Cho, Amy Wilson, Svetlana Bogomolova, Anthony Villani, Catherine Itsiopoulos *et al.* «A Mediterranean-Style Dietary Intervention Supplemented with Fish Oil Improves Diet Quality and Mental Health in People with Depression: A Randomized Controlled Trial (HELFIMED)». *Nutritional Neuroscience* (2017): 1-14.

Piet, Jacob y Esben Hougaard. «The Effect of Mindfulness-Based Cognitive Therapy for Prevention of Relapse in Recurrent Major Depressive Disorder: A Systematic Review and Meta-Analysis». *Clinical Psychology Review* 31, n.º 6 (agosto de 2011): 1032-1040. doi: 10.1016/j.cpr.2011.05.002.

Psychology Today. «Agoraphobia». Consultado el 10 de febrero de 2017. https://www.psychologytoday.com/conditions/agoraphobia.

Rahe, Corinna y Klaus Berger. «Nutrition and Depression: Current Evidence on the Association of Dietary Patterns with Depression and Its Subtypes». En *Cardiovascular Diseases and Depression,* pp. 279-304. Springer International Publishing, 2016.

Rao, Hengyi, Seth J. Gillihan, Jiongjiong Wang, Marc Korczykowski, Geena Mary V. Sankoorikal, Kristin A. Kaercher, Edward S. Brodkin, John A. Detre y Martha J. Farah. «Genetic Variation in Serotonin Transporter Alters Resting Brain Function in Healthy Individuals». *Biological Psychiatry* 62, n.º 6 (2007): 600-606. doi: 10.1016/j.biopsych.2006.11.028.

Raposa, Elizabeth B., Holly B. Laws y Emily B. Ansell. «Prosocial Behavior Mitigates the Negative Effects of Stress in Everyday Life». *Clinical Psychological Science* 4, n.º 4 (2016): 691-698.

Rotenstein, Aliza, Harry Z. Davis y Lawrence Tatum. «Early Birds Versus Just-in-Timers: The Effect of Procrastination on Academic

Performance of Accounting Students». *Journal of Accounting Education* 27, n.º 4 (2009): 223.232. doi: 10.1016/j.jaccedu.2010.08.001.

Rucklidge, Julia J. y Bonnie J. Kaplan. «Nutrition and Mental Health». *Clinical Psychological Science* 4, n.º 6 (2016): 1082-1084.

Saini, Michael. «A Meta-Analysis of the Psychological Treatment of Anger: Developing Guidelines for Evidence-Based Practice». *Journal of the American Academy of Psychiatry and the Law Online* 37, n.º 4 (2009): 473-488.

Salzman, C. Daniel y Stefano Fusi. «Emotion, Cognition, and Mental State Representation in Amygdala and Prefrontal Cortex». *Annual Review of Neuroscience* 33 (2010): 173-202. doi: 10.1146/annurev.neuro.051508.135256.

Sánchez-Villegas, Almudena, Miguel Ruiz-Canela, Alfredo Gea, Francisca Lahortiga y Miguel A. Martínez-González. «The Association Between the Mediterranean Lifestyle and Depression». *Clinical Psychological Science* 4, n.º 6 (2016): 1085-1093.

Sapolsky, Robert M. *Why Zebras Don't Get Ulcers: The Acclaimed Guide to Stress, Stress-Related Diseases, and Coping*. Nueva York: Holt Paperbacks, 2004.

Segal, Zindel V., Michael Gemar y Susan Williams. «Differential Cognitive Response to a Mood Challenge Following Successful Cognitive Therapy or Pharmacotherapy for Unipolar Depression». *Journal of Abnormal Psychology* 108, n.º 1 (1999): 3-10. doi: 10.1037/0021-843X.108.1.3.

Seligman, Martin E. P., Tayyab Rashid y Acacia C. Parks. «Positive Psychotherapy». *American Psychologist* 61, n.º 8 (2006): 774-788. doi: 10.1037/0003-066X.61.8.774.

Selye, Hans. «A Syndrome Produced by Diverse Nocuous Agents». *Nature* 138, n.º 32 (julio de 1936). doi: 10.1038/138032a0.

Stathopoulou, Georgia, Mark B. Powers, Angela C. Berry, Jasper A. J. Smits y Michael W. Otto. «Exercise Interventions for Mental Health: A Quantitative and Qualitative Review». *Clinical Psychology: Science and Practice* 13, n.º 2 (mayo de 2006): 179-193. doi: 10.1111/j.1468-2850.2006.00021.x.

Sugiyama, Takemi, Eva Leslie, Billie Giles-Corti y Neville Owen. «Associations of Neighbourhood Greenness with Physical and Mental Health: Do Walking, Social Coherence and Local Social Interaction Explain the Relationships?». *Journal of Epidemiology and Community Health* 62, n.º 5 (2008): e9.

Tang, Tony Z. y Robert J. DeRubeis. «Sudden Gains and Critical Sessions in Cognitive-Behavioral Therapy for Depression». *Journal of Consulting and Clinical Psychology* 67, n.º 6 (1999): 894-904.

Tang, Tony Z., Robert J. DeRubeis, Steven D. Hollon, Jay Amsterdam y Richard Shelton. «Sudden Gains in Cognitive Therapy of Depression and Depression Relapse/Recurrence». *Journal of Consulting and Clinical Psychology* 75, n.º 3 (2007): 404-408. doi: 10.1037/0022-006X.75.3.404.

Teasdale, John D., Zindel Segal y J. Mark G. Williams. «How Does Cognitive Therapy Prevent Depressive Relapse and Why Should Attentional Control (Mindfulness) Training Help?». *Behaviour Research and Therapy* 33, n.º 1 (enero de 1995): 25-39.

Teasdale, John D., Zindel V. Segal, J. Mark G. Williams, Valerie A. Ridgeway, Judith M. Soulsby y Mark A. Lau. «Prevention of Relapse/ Recurrence in Major Depression by Mindfulness-Based Cognitive Therapy». *Journal of Consulting and Clinical Psychology* 68, n.º 4 (2000): 615-623. doi: 10.1037//0022-006X.68.4.615.

Thimm, Jens C. «Personality and Early Maladaptive Schemas: A Five- Factor Model Perspective». *Journal of Behavior Therapy and Experimental Psychiatry* 41, n.º 4 (2010): 373-380. doi: 10.1016/j.jbtep.2010.03.009.

Tice, Dianne M. y Roy F. Baumeister. «Longitudinal Study of Procrastination, Performance, Stress, and Health: The Costs and Benefits of Dawdling». *Psychological Science* 8, n.º 6 (1997): 454-458.

Tolin, David F. «Is Cognitive-Behavioral Therapy More Effective Than Other Therapies? A Meta-Analytic Review». *Clinical Psychology Review* 30, n.º 6 (agosto de 2010): 710-720. doi: 10.1016/j.cpr.2010.05.003.

Trungpa, Chögyam. *Shambhala: La senda sagrada del guerrero*, Barcelona: Kairós, 2016..

Vogel, Erin A., Jason P. Rose, Lindsay R. Roberts y Katheryn Eckles. «Social Comparison, Social Media, and Self-Esteem». *Psychology of Popular Media Culture* 3, n.º 4 (2014): 206-222. doi: 10.1037/ppm0000047.

Walsh, Roger. «Lifestyle and Mental Health». *American Psychologist* 66, n.º 7 (2011): 579-592. doi: 10.1037/a0021769.

Watters, Paul Andrew, Frances Martin y Zoltan Schreter. «Caffeine and Cognitive Performance: The Nonlinear Yerkes-Dodson Law». *Human Psychopharmacology: Clinical and Experimental* 12, n.º 3 (1997): 249-257. doi: 10.1002/(SICI)1099-1077(199705/06)12:3<249::AID-HUP865>3.0.CO; 2-J.

Winbush, Nicole Y., Cynthia R. Gross y Mary Jo Kreitzer. «The Effects of Mindfulness-Based Stress Reduction on Sleep Disturbance: A Systematic Review». *Explore: The Journal of Science and Healing* 3, n.º 6 (2007): 585-591. doi: 10.1016/j.explore.2007.08.003.

Wise, Roy A. «Dopamine, Learning and Motivation». *Nature Reviews Neuroscience* 5, n.º 6 (2004): 483-494. doi: 10.1038/nrn1406.

Wood, Alex M., Jeffrey J. Froh y Adam W. A. Geraghty. «Gratitude and Well-Being: A Review and Theoretical Integration». *Clinical Psychology Review* 30, n.º 7 (2010): 890-905. doi: 10.1016/j.cpr.2010.03.005.

Wright, Steven, Andrew Day y Kevin Howells. «Mindfulness and the Treatment of Anger Problems». *Aggression and Violent Behavior* 14, n.º 5 (2009): 396-401. doi: 10.1016/j.avb.2009.06.008.

Índice temático

Agradecimientos

Hay mucha gente que ha contribuido, de un modo u otro, a la escritura de este libro. El primer agradecimiento es para mis padres, Charles y Carolyn Gillihan, por todo el trabajo que supone educar a cinco hijos. Hasta que no estuve fuera de ese hogar durante un par de décadas no entendí lo que cuesta ser un padre amoroso y dedicado, al mismo tiempo que uno tiene que lidiar tanto con las mejores como con las peores partes de la vida. Agradezco también a mis hermanos, Yonder, Malachi, Tim y Charlie, pues la vida no sería la misma sin los lazos que compartimos.

Comencé mi formación clínica en la Universidad George Washington y tuve la suerte de tener como profesor al doctor Raymond Pasi en mi primer curso. He seguido beneficiándome de su sabiduría y su humor durante los últimos diecisiete años. El profesor Rich Lanthier me introdujo en el campo del desarrollo humano y fue fundamental a la hora de guiar mi propio desarrollo en la escuela de posgrado.

Llegué a la Universidad de Pensilvania para realizar mi doctorado debido a su excelente reputación en la formación en TCC y fue una experiencia mejor incluso de lo que esperaba, gracias a su talentoso cuerpo docente. La doctora Dianne Chambless, líder en los tratamientos psicológicos basados en la evidencia, enriqueció mi experiencia a través de su papel como directora de Formación Clínica. La doctora Melissa Hunt me enseñó habilidades en la evaluación basada en la evidencia, en la que sigo confiando. El doctor Alan Goldstein, mi primer supervisor de terapia, probó que la TCC puede ser tan cálida como efectiva. Disfruté tanto de la supervisión en terapia cognitiva con el doctor Rob DeRubeis que realicé las prácticas con él en tres ocasiones y me esfuerzo por reflejar su enfoque en mi propio papel como supervisor. Mi brillante directora de tesis, la doctora Martha Farah, hizo que mi experiencia de posgrado fuese muy rica; sigo beneficiándome de su amabilidad y su guía.

Gracias también al doctor Zindel Segal, pionero de la terapia cognitiva basada en mindfulness, por una estimulante introducción al mindfulness en un contexto clínico hacia el final de mi formación de posgrado.

La doctora Elyssa Kushner me ayudó a desarrollar esa introducción cuando estaba yo en mi primer puesto universitario; su enseñanza en el tratamiento de la ansiedad basado en mindfulness me proporcionó una valiosa «tercera ola» en mi desarrollo como terapeuta. Aprendí de la doctora Edna Foa no solo los matices de los tratamientos de exposición fuerte, sino también cómo medir cada palabra como escritor; su pasión por la divulgación se refleja en mi trabajo después de dejar la dedicación exclusiva a la academia.

Desde ese momento, he sido muy afortunado por conectar con un grupo de clínicos de gran talento de la comunidad, incluyendo mis colaboradores frecuentes, los doctores Rick Summers, David Steinman, Donald Tavakoli, Pace Duckett, Matt Kayser, Dhwani Shah, Catherine Riley, Teresa Saris y Madeleine Weiser (que ofrece también una excelente asistencia pediátrica a nuestros niños), junto con otros, demasiados para mencionarlos aquí.

Estoy agradecido por el apoyo y el compañerismo de los psicólogos amigos y compañeros, los doctores Lucy Faulconbridge, Jesse Suh, David Yusko, Steven Tsao, Mitch Greene, Marc Tannenbaum, Eliot Garson, Katherine Dahlsgaard y otros. También me he beneficiado enormemente de mi amistad con el doctor Jeff Ellenbogen, especialista en el sueño; los doctores Matt Hurford y Ted Brodkin, psiquiatras, y la especialista en *fitness* y pérdida de peso doctora Aria Campbell-Danesh. Gracias al doctor James Kelley, experto en bienestar, por las estimulantes conversaciones sobre el lugar de la TCC en el bienestar general, por no mencionar las incontables simpáticas sesiones mientras hacíamos *footing* juntos a primera hora de la mañana; echo de menos esos momentos.

Sigo beneficiándome de la experiencia y el consejo de Corey Field. Gracias a mi fantástica editora en Callisto Media, Nana K. Twumasi, por la oportunidad de trabajar juntos de nuevo.

Durante las últimas dos décadas, he tenido el privilegio de tratar a cientos de hombres y mujeres que fueron lo suficientemente valientes como para pedir ayuda. Gracias por permitirme compartir parte de vuestro viaje: muchas de las lecciones que he aprendido en el camino están expresadas en este libro.

Finalmente, mi más profunda gratitud se dirige, como siempre, a mi esposa, Marcia, y a nuestros tres hijos. Sois una fuente continua de amor e inspiración en todo lo que hago. Las palabras no pueden describir lo afortunado que me siento de compartir la aventura de la vida con vosotros.

Sobre el autor

El psicólogo Seth J. Gillihan es profesor clínico auxiliar de Psicología en el Departamento de Psiquiatría de la Universidad de Pensilvania. Ha colaborado en varios libros y ha escrito más de cuarenta artículos sobre el funcionamiento y la eficacia de la terapia cognitivo-conductual (TCC) para tratar la ansiedad y la depresión, y sobre el uso de las imágenes cerebrales para estudiar trastornos psiquiátricos. Es autor de *Retrain Your Brain: Cognitive Behavioral Therapy in 7 Weeks* [Vuelve a entrenar tu cerebro: terapia cognitivo-conductual en 7 semanas], un manual para gestionar la depresión y la ansiedad, y coautor con Janet Singer de *Overcoming OCD: A Journey to Recovery* [Superar el TOC: un viaje hacia la recuperación]. El doctor Gillihan realiza su trabajo clínico en Haverford (Pensilvania), donde ejerce como especialista en TCC y en intervenciones basadas en mindfulness para la ansiedad, la depresión y trastornos relacionados. Vive a las afueras de Filadelfia con su esposa y sus tres hijos. Puedes obtener más información sobre él y encontrar más recursos en su sitio web: http://sethgillihan.com.